S.O.S
TÓXICOS
HORMONAIS

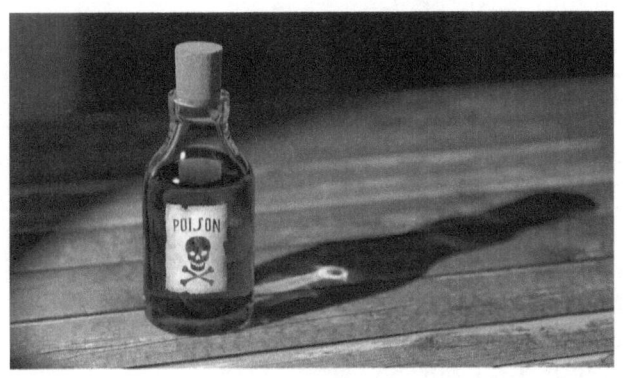

Dr. Mario Vega Carbó
Endocrinologista

Primeira edição, 2020

1

Tabela de conteúdo

Introdução

Vivemos com eles diariamente. Eles estão presentes no ar, na terra, na água, nas bebidas, nos alimentos, nos itens de limpeza e higiene pessoal e em milhares de outros produtos. O pior de tudo é que, sem nosso conhecimento, eles afetam seriamente nosso corpo, nossa saúde e também a de nossos filhos.

Estamos falando de desreguladores endócrinos, uma série de substâncias químicas ou biológicas, geralmente produzidas pelo homem, que alteram as glândulas responsáveis pela secreção natural de hormônios que regulam nosso corpo. Esses poluentes "imperceptíveis" podem comprometer seriamente a saúde das pessoas e o equilíbrio ecológico de todo o meio ambiente.

Os desreguladores endócrinos podem causar alterações neurológicas e comportamentais, interferir no funcionamento da tireóide, afetar a saúde reprodutiva, enfraquecer o sistema imunológico e alterar o desenvolvimento sexual, entre outras consequências. Além disso, pode aumentar os riscos de diabetes, obesidade e certos tipos de câncer.

Para aprender mais sobre esse tópico, o Dr. Mario Vega Carbó, especialista em endocrinologia, apresenta em sua primeira edição, o SOS Hormonal Toxics, um recurso informativo que educará a população sobre um assunto tão importante quanto preocupante, com o qual estamos constantemente interação

Dividido em quatro seções, que variam de generalidades, substâncias tóxicas, efeitos à saúde e conclusões; É um livro de leitura rápida, com linguagem clara e simples, para a instrução de todos os tipos de público.

A primeira parte do texto define desreguladores endócrinos como substâncias capazes de alterar o equilíbrio hormonal e a regulação do desenvolvimento embrionário, o que pode causar efeitos nocivos à saúde. Eles podem interferir, aumentar, bloquear ou diminuir os sinais químicos dos hormônios, enviando mensagens confusas ao corpo e gerando diversas consequências, como distúrbios relacionados à saúde reprodutiva das mulheres (câncer de mama e vagina, infertilidade, cistos ovarianos) , endometriose, abortos espontâneos, síndrome dos ovários policísticos, puberdade precoce, entre alguns exemplos), com função reprodutiva masculina (câncer de próstata e testículo, diminuição da qualidade do sêmen, infertilidade, criptorquidia, malformações congênitas), além de complicações metabólicos que comprometem a qualidade de vida das pessoas (síndrome metabólica, diabetes, obesidade).
Por outro lado, o sistema nervoso também é um dos alvos dos desreguladores endócrinos. Desde distúrbios neurológicos durante o desenvolvimento embrionário até doenças psiquiátricas e neurológicas (alterações comportamentais, transtorno do déficit de atenção e hiperatividade, capacidade reduzida de controlar o estresse, agressividade, autismo, Parkinson), possuem um forte componente ambiental influenciado por esses contaminantes perigosos.

5

Este livro concentra-se em expor as influências e alterações causadas pelos chamados desreguladores endócrinos nas glândulas do corpo; O leitor poderá conhecer as alterações na função tireoidiana, anomalias no trato reprodutivo, desvios sexuais e distúrbios cardiovasculares, entre outras condições de saúde relacionadas, bem como as sequelas e impactos na pessoa e nas próximas gerações.

Este texto propõe oferecer o conhecimento adequado para conscientizar sobre o grave problema que as toxinas ambientais representam para a saúde, além de despertar interesse no desenvolvimento de medidas de prevenção em todos os níveis de ação. Você está convidado a dar um passo adiante em sua saúde e cuidados através da leitura de **"SOS. Toxinas hormonais.**

Parte I. Tóxico. Aspectos gerais

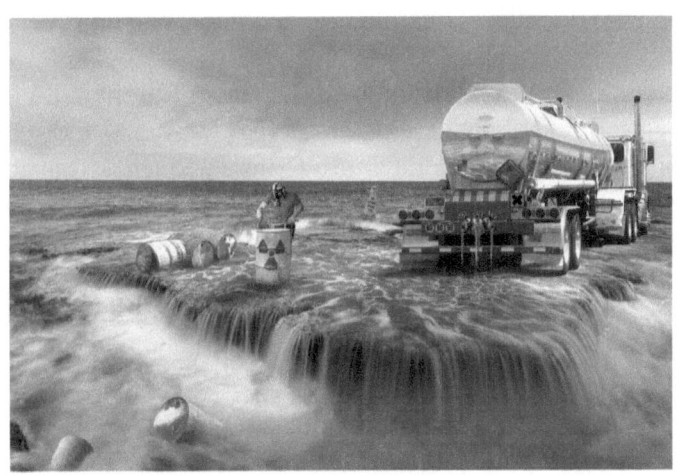

Capítulo 1. No meio de um mundo de químicos

Se reuníssemos dez pessoas de diferentes idades e profissões na sala onde você está agora, cada uma delas poderia falar com você sobre uma questão diferente de poluição ambiental e, com sua expressão facial certa, você seria reconhecido.

A poluição é um assunto que não escapa à compressão de ninguém, desde a nossa fase pré-escolar, ouvimos falar da geração de resíduos, reciclagem e emissão de substâncias tóxicas, sabendo que essa contaminação pode nos deixar gravemente doentes e, quando isso acontece, não há reverso.

Isso é demonstrado pelos dados da Agência Europeia do Meio Ambiente de 2013, onde existem cerca de 30.000 mortes por exposição ao dióxido de nitrogênio, pequenas partículas suspensas no ar e ozônio. Certas doenças neurológicas, distúrbios metabólicos e alguns tipos de câncer, como você verá mais adiante neste livro, são produzidos no corpo por agentes ambientais, ainda mais do que por condições genéticas ou atitudes prejudiciais ao paciente.

Mas não somos os únicos afetados. De fato, todo o reino animal sofre de poluição. Nos últimos 69 anos, alterações não insignificantes foram descobertas em várias espécies em todo o planeta. No lago Michigan, Estados Unidos, águias e martas parecem ter perdido o instinto de acasalar e criar recém-nascidos, enquanto as gaivotas do lago Ontário e alguns jacarés do lago Apopka nem conhecem a luz do rio. dia eles morrem antes de deixar o ovo.

Na Europa, as espécies simplesmente desaparecem. Lontras em alguns rios da Inglaterra, por exemplo, e focas do Mar do Norte morrem em massa a cada ano.

Não é fácil encontrar uma relação entre o câncer humano, a perda de instinto nas águias e a morte maciça dos focas, mas existe. Após muitos anos de pesquisa, descobriu-se que o dano comum está no sistema endócrino e é causado pela exposição a produtos químicos sintéticos. Alguns poluentes e produtos químicos usados atualmente na indústria, têm a capacidade de alterar o sistema hormonal de qualquer ser vivo, são conhecidos como desreguladores hormonais ou desreguladores endócrinos ou por sua sigla em inglês EDC (desreguladores endócrinos).

Nos próximos capítulos, examinaremos em detalhes os diferentes tipos de EDCs e, no final do livro, listaremos como evitar a exposição a essa substância, tarefa que não é simples se levarmos em conta que a indústria ainda os usa na criação de muitos objetos do cotidiano.

Por enquanto, vamos nos concentrar em conceitos elementares para entender a urgência dessas toxinas hormonais.

O que são desreguladores endócrinos?

Um desregulador endócrino é um produto químico com a capacidade de alterar o sistema hormonal do corpo. Seu efeito é imitar ou alterar o efeito dos hormônios, o que causa mensagens confusas no corpo e produz disfunções. Essas substâncias são minimamente encontradas no estado natural, geralmente da indústria e, uma vez no corpo de qualquer humano ou animal, afetam funções vitais relacionadas ao crescimento e desenvolvimento sexual.

O efeito dos desreguladores endócrinos está associado a vários tipos de câncer, malformações congênitas do sistema reprodutivo, infertilidade, diabetes, puberdade precoce, condições da próstata, distúrbios comportamentais, perda de qualidade seminal, déficit de atenção, doença e distúrbios de Parkinson. cardiovascular, entre outras doenças.

O grande problema com essas substâncias e a razão pela qual é difícil controlá-las, é que seu efeito é cumulativo e irreversível e pode ser transmitido de uma geração para outra, mesmo que a primeira não tenha manifestado nenhuma doença. Ainda não sabemos como os EDCs podem ser eliminados, como declara a Dra. Marisa López-Teijón, diretora do Instituto Marqués em Barcelona:

"Todas essas substâncias permanecem acumuladas no corpo porque não podem ser degradadas, como quando vemos uma sacola plástica no meio da água do mar. Continue nadando, mas não há chance de a natureza saber como eliminá-lo. "

De fato, os EDCs provenientes da poluição agem curiosamente como contaminantes em nosso corpo, mas, em vez de flutuar na água, acumulam-se no tecido adiposo e em outros órgãos por um longo tempo. Desde que se tornaram objeto de estudo, essas substâncias foram encontradas na urina, leite materno (animal e humano), sangue, cabelo e líquido amniótico.

Como essas substâncias são classificadas?

Existem muitas maneiras de classificar os desreguladores endócrinos, no entanto, aqui mencionaremos apenas dois para facilitar a compreensão do assunto. De acordo com sua atividade no corpo, os EDCs são classificados como:

- **Estrogenomiméticos:** cuja ação é ligar-se a receptores estrogênicos e imitar sua ação natural.

- **Antiandrogênicos:** ligam-se a receptores de estrogênio, mas não os ativam, ou seja, antagonizam sua ação natural.

Eles também podem ser classificados de acordo com sua origem como:

- **Sintéticos:** cuja origem é antropológica e ligada à indústria.

- **Produtos químicos naturais:** encontrados em alimentos para humanos e animais.

Formas de exposição e dispersão no meio ambiente

O contato com desreguladores hormonais pode ocorrer por diferentes vias, por exemplo, transferências da mãe para o feto, amamentação, consumo de alimentos e água contaminados, inalação e absorção pela pele.
Para reconhecê-los mais facilmente, é conveniente generalizar nas formas mais potentes de exposição, para que você possa entrar em contato com essas substâncias:

1.- Artigos de uso diário: cremes para o corpo, bloqueadores solares, dentifrícios, detergentes e artigos de limpeza em geral contêm determinadas quantidades de ftalatos, retardadores de chama bromados e parafinas cloradas, como são utilizados durante a fabricação ou o armazenamento.

Esses disruptores hormonais permanecem no produto, mas devido ao uso e exposição do ambiente, certos componentes migram para a água, o solo ou a pele. Por esse motivo, bebês e crianças pequenas, cuja tendência é colocar objetos na boca, são mais propensos a serem contaminados; na verdade, é uma grande causa de alarme, pois é sabido que muitos brinquedos atualmente precisam de vários EDCs para sua plasticização.

2.- Alimentos: Os alimentos são uma das principais fontes de exposição a desreguladores endócrinos. Os alimentos mais arriscados, é claro, são aqueles que em sua formação e crescimento estão mais expostos a herbicidas, pesticidas e emissões do tipo industrial, por exemplo, peixe e marisco.

As gorduras naturais, como óleos e produtos lácteos, também tendem a acumular altas concentrações de EDC devido à afinidade dessas substâncias pelos lipídios.

3.- Indústria: As horas de trabalho no setor industrial representam um risco de contaminação com essas substâncias, pois são o local onde são geradas. Os problemas atuais mais frequentes em relação a esse fato são a infertilidade masculina e o câncer de próstata.

Da mesma forma, alguns distúrbios de saúde na infância refletem um vínculo com a ocupação dos pais e o contato que tiveram com desreguladores hormonais.

4.- Meio ambiente: Em contato com o ar, a água e o solo contaminados com substâncias de atividades industriais e agrícolas. Nesse aspecto, ambos os ambientes rurais, onde há exploração de gado ou culturas, como grandes cidades, são afetados quase nas mesmas proporções.

Mecanismos de ação

Pode-se dizer que os disruptores hormonais atuam como falsificadores no corpo, uma vez que, quando incorporados, atuam nos receptores hormonais e, como sua estrutura é semelhante aos hormônios naturais, os receptores naturais se ligam e alteram seu funcionamento normal de três maneiras diferentes. .

Uma das três possibilidades com os EDCs é que eles bloqueiam a união dos hormônios naturais, substituindo-os; dessa forma, nenhum sinal é enviado e, portanto, nenhuma resposta é emitida. Atua como um mecanismo de inibição. A segunda possibilidade é imitar, ou seja, copiar a ação dos hormônios, emitir um sinal e gerar uma resposta a partir dele.

Finalmente, existe a possibilidade de alterar as concentrações normais do hormônio. Nesse caso, os receptores recebem um sinal que indica que há um nível de hormônio no organismo e, em resposta, modifica a produção, o transporte e a excreção.

Uma vez no corpo, os desreguladores hormonais agem da maneira descrita acima, no entanto, muitos fatores influenciam seu comportamento em um indivíduo. Vamos examinar alguns pontos-chave:

13

- **Ação em doses muito baixas:** os disruptores, como os hormônios, podem atuar em concentrações muito baixas, o que é desfavorável, porque é precisamente a magnitude a que estamos expostos atualmente.

- **Efeito coquetel:** a grande maioria dos EDCs podem atuar sozinhos no corpo ou quando misturados com outras substâncias, bem como podem ser ativados, inibidos ou diminuídos na presença de outras substâncias.

- **Biomagnificação:** esse tipo de substância é bioacumulável, o que significa que eles se acumulam gradualmente no organismo dos seres vivos e são transmitidos de um organismo para outro à medida que avançam pela cadeia trófica.

- **Exposição em momentos de vulnerabilidade:** determinados períodos da vida, como gravidez e primeira infância, tornam a pessoa mais propensa a contaminação e danos causados por disruptores.

- **Substância em estado de latência:** Às vezes, pode levar anos e décadas até que uma doença causada por EDCs seja manifestada. Da mesma forma, um salto geracional pode ocorrer.

Com essas informações elementares sobre desreguladores endócrinos, podemos nos aprofundar um pouco mais para conhecer as toxinas hormonais mais comuns.

Parte II As toxinas hormonais mais comuns

Capítulo 2. Bifenil Policlorado - PCB

O bifenil policlorado, mais conhecido como PCB, foi sintetizado pela primeira vez há mais de um século, aproximadamente em 1881, quando foi descoberto que esta substância é resistente ao fogo, muito estável, não conduz eletricidade e não é muito volátil à temperatura ambiente

Todas essas características fizeram do PCB o candidato perfeito para a indústria, mas não para o contato humano. Não foi até vários anos depois que os efeitos sobre a saúde começaram a ser notados.

O bifenil policlorado é formado basicamente por cloro, carbono e hidrogênio e, no nível molecular, sua estrutura forma dois anéis, sendo extremamente estável e resistente à ruptura química e biológica por processos naturais, ou seja, organismos vivos e Ciclos naturais não podem metabolizá-lo.

PCB na vida cotidiana

A proibição do uso de PCB ocorreu em 1972, sendo os Estados Unidos o primeiro país a estabelecer o padrão e, eventualmente, outras nações; no entanto, os efeitos da substância ainda estão presentes.

De acordo com um estudo de toxicologia veterinária realizado pela Bursian S. em 2012, cerca de 31% do total de PCBs produzidos anos atrás é mantido no ecossistema global e mais de 780 mil toneladas são mantidas em equipamentos elétricos abandonados no campo ou Armazenado sem controles eficientes.

Da mesma forma, os bifenilos estão presentes em fluidos dielétricos, trocadores de calor e capacitores, mas também em diluentes de pesticidas, soldas, adesivos, papéis de traçado, entalhes em metal e lubrificantes de turbinas.

Risco de contaminação

Se os PCBs deixaram de ser usados há quase quarenta anos e são encontrados principalmente em turbinas e equipamentos antigos, eles não parecem uma ameaça próxima; no entanto, a contaminação com esta substância não é tão complicada quanto parece, apenas situações específicas devem ocorrer para que isso ocorra.

Quando um transformador quebra, devido a vandalismo, acidentes, negligência ou explosões, o bifenil entra no ambiente e se expande através da água da chuva e do escoamento que eventualmente entra em contato com o solo e entra na cadeia trófica onde passará de um ser vivo para o ambiente. outro.

Por ser uma substância biodegradável muito baixa, foi considerado um Poluente Orgânico Persistente (COP), o que significa que permanece no ambiente por longos períodos, que ainda cobrem séculos.

Capítulo 3. Dioxinas Policloradas

"Dioxinas" é o termo genérico usado para designar um grupo muito grande de compostos de COP. Estima-se que existam cerca de 75 substâncias desse tipo e todas elas tenham em comum o elemento cloro em sua estrutura molecular.

Os DDPCs, como as dioxinas são normalmente conhecidas, não são sintetizados em laboratórios ou em qualquer setor industrial; na verdade, provêm de outras substâncias químicas expostas à combustão e, embora possam ser consideradas um alívio, na realidade, é um gatilho ainda mais poderoso.

De onde vêm as dioxinas?

Na indústria do papel, durante o processo clássico de branqueamento, é utilizado cloro ou hipoclorito molecular, que também contém cloro, e ambas as substâncias ao reagir com as estruturas de carbono presentes na madeira dão origem às dioxinas que eventualmente passam para o meio ambiente.

Outra maneira pela qual essas substâncias nascem é através de vários processos de fabricação que envolvem substâncias cloradas, como clorofenóis, que são usados como anti-sépticos, herbicidas, conservantes, desinfetantes, pesticidas e conservantes de madeira.

Os DDPCs também são liberados no ar e na atmosfera em geral, através das emissões de incineradores de resíduos sólidos, através dos gases emitidos por veículos do cotidiano, fumaça de cigarro e usinas de petróleo. As numerosas fontes dessa substância no nível urbano são muito alarmantes em nossas vidas diárias.

Finalmente, eles são um dos poucos desreguladores endócrinos que podem ser alcançados na natureza. Eles se formam durante a atividade vulcânica ou incêndios florestais e seu estado puro é claramente cristalino, mas quando misturado com cinzas e outros compostos, perde a aparência.

Quão perigosos eles são?

Poderíamos dizer que uma dioxina é perigosa, dependendo do tipo de substância que é. Como dissemos antes, existem centenas de dioxinas, mas a mais tóxica é 2,3,7,8-TCDD ou 2,3,7,8-tetraclorodibenzo-p-dioxina.

A Agência Internacional de Pesquisa sobre o Câncer (IARC) e o Departamento de Saúde dos Estados Unidos consideram o tetraclorodibenzo um potencial cancerígeno e uma substância muito perigosa em geral.

O TCDD é responsável por vários efeitos metabólicos, neuromusculares e do sistema nervoso central. Também é conhecido por ter efeitos teratogênicos, ou seja, é um agente capaz de causar um defeito congênito ou mutação no embrião durante a gravidez.

O clorocné é um dos efeitos mais conhecidos do TCDD, consiste em uma erupção cutânea semelhante à acne na adolescência, mas espinhas e cistos são produzidos pelo desaparecimento das glândulas sebáceas devido à exposição a essa substância. Um dos maiores riscos desta substância é sua capacidade de dispersão. As partículas maiores, devido ao seu peso, serão depositadas perto de sua fonte, isto é, o solo ou a água perto do incinerador ou fábrica, mas o restante evapora e é transportado em qualquer direção.

Uma vez na água ou na terra, as dioxinas entram facilmente na cadeia alimentar e é uma questão de tempo até que cheguem ao nosso corpo.

Capítulo 4. Pesticidas organoclorados

Um pesticida é uma substância que erradica certos animais e plantas que, para fins de uma colheita, são considerados pragas. A natureza não recorre a esses tipos de práticas porque a ordem que governa os ecossistemas é responsável pela regulação de cada espécie, mas, como o sistema natural se rompeu, nós, humanos, devemos recorrer a armas químicas projetadas por nós mesmos.

Os compostos organoclorados são substâncias que foram amplamente utilizadas no século passado para criar pesticidas; na época, o diclorodifeniltricloroetano (DDT) era o composto preferido; era usado até para controlar o mosquito Anopheles, que transmite a malária.

O grande problema com o DDT e com os outros compostos organoclorados da "dúzia suja" é sua alta estabilidade química. Sua estrutura em forma de anel os torna ótimos recursos para exterminar pragas, mas uma vez dentro do organismo animal continua causando danos.

Os organoclorados ao sol hoje

O uso de DDT para a fabricação de pesticidas foi proibido nos Estados Unidos aproximadamente em 1972 e foram feitos grandes esforços para minimizar o uso de outros organoclorados após a Convenção de Estocolmo, no entanto, essas substâncias ainda são mantidas na atmosfera desde data.

Muitos países ainda usam DDT e outras substâncias em alguns produtos domésticos para eliminar insetos, por isso é conveniente analisar os fatores de exposição que nos colocam em risco.

Poluição da atmosfera: para agilidade, os pesticidas são normalmente aplicados com pulverizadores, portanto é muito fácil contaminar o ar dessa maneira e permitir o transporte da substância para outras regiões ou subir para outros níveis da atmosfera onde eles reagem. luz solar e os outros compostos que já estão lá.

Solo: Substâncias organocloradas são incorporadas ao solo absorvendo a substância após a pulverização ou também pelo ar. Uma vez depositados aqui, eles passam para os corpos de água ou passam por processos de degradação e evaporação.

Corpos de água: Os pesticidas organoclorados e as substâncias produzidas quando entram em contato com o meio ambiente são transportados por ar ou solo para os ecossistemas aquáticos, e daí surgem várias possibilidades. Essas substâncias podem biomagnificar, degradar, permanecer inalteradas ou retornar à atmosfera através do ciclo da água.

O objetivo final dessas rotas é, obviamente, o tecido adiposo e certos alimentos vegetais, uma vez que são substâncias insolúveis em água, mas semelhantes aos lipídios, como evidenciado por um estudo realizado na Suécia nos anos 70, onde o DDT foi encontrado. em porcos e gado.

Assim, esse desregulador endócrino cuja missão é atacar as pragas de nossa comida não para de cumprir seu trabalho quando atinge nosso corpo e, embora não nos afecte da mesma maneira, certamente gera danos à nossa saúde.

A DOCENA SUJA

Existem doze substâncias usadas em todo o mundo, que devido à sua natureza química se tornaram um grande conflito. Dentro do grupo, encontramos:

Pesticidas: Aldrin, Clordano, Dieldrin, Endrina, Heptaclor, Mirex, Toxafeno e DDT.

Produtos industriais: Hexaclorobenzeno e Policlorobifenilos.

Resíduos da atividade industrial: dioxinas e furanos.

Capítulo 5. Substâncias perfluoradas

O quinto desregulador endócrino que apresentaremos no livro não está viajando na atmosfera ou na água, como acontece com os anteriores, ele entrou em sua casa no momento em que você comprou certas coisas de uso diário.

Panelas antiaderentes, detergentes especiais para limpeza de carpetes, certas roupas impermeáveis, lubrificantes, esmaltes e alguns produtos para o cabelo contêm substâncias perfluoradas, assim como certos pesticidas e emulsões usados em nível industrial.

A família de compostos perfluorados é numerosa, mas os mais tóxicos são o perfluorooctanossulfonato (PFOS) e o perfluorooctanoato (PFOA), que, de acordo com a Convenção de Estocolmo, são classificados como Poluentes Orgânicos Persistentes (POPs).

Uma vez descoberto o risco de substâncias perfluoradas, foram tomadas medidas para evitar seu uso, uma delas substituindo as mais perigosas por outras da mesma família que não eram uma ameaça, mas, na opinião dos especialistas, isso não é o suficiente.

Em várias revistas Environmental Health Perspectives, do ano de 2015, foi publicada a "Declaração de Madri", um pedido de atenção de mais de 200 cientistas que afirmam que os fabricantes de substâncias perfluoradas não oferecem informações suficientes sobre sua toxicidade. e que, além disso, devem ser buscadas alternativas sem flúor, pois essa seria uma solução definitiva.

O uso de substâncias perfluoradas da mesma família não pode ser uma solução verdadeira, pois a degradação pode causar PFOS ou PFOA ou gerar seus próprios efeitos toxicológicos.

PFC, gravidez e lactação

Como as substâncias perfluoradas estão em nossa própria casa, a gravidez e as crianças pequenas são as mais suscetíveis devido à sua condição natural; de fato, elas são as principais afetadas. De acordo com um estudo sobre imunotoxicidade perfluorada, conduzido por Philippe Grandjean, da Universidade do Sul da Dinamarca, os PFCs podem gerar câncer testicular em crianças expostas durante a gravidez ou afetar seu sistema imunológico.

Em outro estudo realizado por Damià Barceló, diretor do Instituto Catalão de Pesquisa da Água (ICRA), o leite materno de vinte mulheres com recém-nascidos foi analisado e, em 99% dos casos, foi encontrado um baixo número de PFCs. , uma mulher solteira mostrou um alto nível, que transformou os alimentos em risco para o bebê, conforme recomendado pela Autoridade Europeia para a Segurança dos Alimentos

Por outro lado, ao analisar fórmulas para bebês e alimentos de cereais para bebês, Damià Barceló descobriu PFCs em doses baixas e supõe-se que elas provêm da embalagem e, portanto, demonstrou duas coisas importantes: (1) Primeiro, a grande maioria dos a população tem uma certa quantidade de substâncias perfluoradas em seu corpo; e (2) em segundo lugar, devemos ter muito cuidado ao cuidar de um bebê ou criança recém-nascida.

Capítulo 6. Ftalatos

Os ftalatos são uma família de substâncias composta no total por oitenta membros criados sinteticamente. Na indústria, seu preço é muito baixo e acaba sendo um material muito versátil, por isso tem sido amplamente utilizado desde a sua criação.

Atualmente, você pode obter essas substâncias em tintas e vernizes, brinquedos, argilas para modelagem, cosméticos, materiais de construção, produtos de limpeza, suprimentos médicos, adesivos e adesivos domésticos, tintas para impressoras, tecidos e pesticidas.

Os ftalatos são usados principalmente como plastificantes, incorporados ao vinil, por exemplo, para amolecê-lo e torná-lo flexível e resistente. Também é usado como fixador de perfume, como é o caso de produtos de limpeza e cosméticos. Anteriormente, era amplamente utilizado na fabricação de brinquedos e itens para bebês, mas graças à facilidade com que o composto migra e se aloja no corpo, seu uso era proibido.

Como eles chegam até nós?

Os ftalatos não se ligam quimicamente a outras substâncias com as quais são misturados; portanto, liberam-se gradualmente com o passar do tempo, são usados ou expostos ao calor. Assim, a exposição a essas substâncias é contínua e cumulativa. Pense em todas as coisas plásticas às quais você está exposto todos os dias e por quanto tempo.

Além disso, os ftalatos são emitidos por qualquer indústria que utilize a substância em qualquer estágio de seu processo de fabricação, para que não haja escapatória, estejam presentes em toda a população, mas em maior ou menor grau, porém, sua ação não ocorre. É imediato, pode levar anos antes da manifestação de qualquer sintoma.

Luis Domínguez, professor de toxicologia da Faculdade de Medicina da Universidade de Las Palmas, em Gran Canaria, explica que os ftalatos entram pela pele, pelo trato respiratório ou digestivo, passam para a corrente sanguínea e são distribuídos por todo o corpo. eles alcançam as células dos tecidos, onde esperam indefinidamente.

Felizmente, medidas proibitivas foram estabelecidas em torno dessas substâncias, mas isso não produziu os resultados esperados. Uma investigação realizada na população americana indica que, no organismo das 11.000 pessoas estudadas, os ftalatos, cujo uso é proibido, foram substituídos por novos ainda não regulamentados.

Parece então que vivemos muito perto dessas substâncias; poderíamos considerá-las um elemento químico, como de costume para nós, como oxigênio, mas o quão prejudicial pode ser para a nossa saúde e que medidas podemos tomar, continua a ser visto.

Capítulo 7. Bisfenol-A

O sétimo desregulador endócrino da lista está muito associado aos alimentos. De fato, ao comer um alimento embalado, há uma grande possibilidade de você estar tomando uma certa dose de bisfenol-A em seu corpo.

O bisfenol-A ou BPA é um produto químico industrial usado como revestimento para latas há mais de cinquenta anos e para fabricar plásticos, resinas e CDs de policarbonato.

Garrafas de água, recipientes de comida de plástico, mamadeiras, certos brinquedos para bebês e recipientes de refrigerante são alguns produtos do cotidiano que nos expõem a essa substância. Como você pode ver, o bisfenol é comum para nós, devido ao uso constante de plástico.

Segundo o Centro de Controle e Prevenção de Doenças (CDC), mais de 90% dos americanos têm vestígios de BPA no organismo, no entanto, não excedendo a "dose diária tolerável". As crianças, por outro lado, não têm tanta sorte. A Autoridade Europeia para a Segurança dos Alimentos (AESA), em 2013, publicou um relatório explicando que crianças de 3 a 10 anos são muito mais expostas ao bisfenol porque o consumo de alimentos, em relação ao seu peso corporal, É superior durante esse período do que em outras idades.

Da embalagem ao corpo

O BPA, como muitos outros desreguladores endócrinos, está presente no ar, na água e no solo, mas em pequenas quantidades que não representam um risco muito grande, o problema realmente surge quando esse produto químico é liberado do plástico que o contém e passa a comida.

A migração do BPA pode ocorrer de uma garrafa para o líquido, no momento em que um recipiente é aquecido no micro-ondas, quando está congelado ou quando é mantido dentro da geladeira. Com "plásticos seguros", isso tenta minimizar.

O tereftalato de polietileno (PET) e o polipropileno (PP) são dois materiais que transmitem até 0,01 mg / kg, uma quantidade menor em comparação com latas e outros tipos de plásticos usados para a mesma finalidade.

Migração de Bisfenol-A

Para que o bisfenol deixe o plástico, certas condições específicas devem ocorrer, por exemplo, quando o pH da comida é baixo (ácido), a migração é mais alta, como sucos cítricos, molho de tomate e bebidas carbonatadas.

Do mesmo modo, a deterioração do plástico, a temperatura, o tempo de exposição e o tipo de material usado para fazer o recipiente influenciar a quantidade de bisfenol que passa para os alimentos.

Capítulo 8. Parabens

Se continuarmos a dar uma volta pela casa em busca de desreguladores endócrinos que se infiltraram, o próximo lugar que devemos verificar é o banheiro, aqui você receberá parabenos, um dos produtos químicos mais usados na indústria cosmética.

Parabens são produtos químicos usados como conservantes em produtos de beleza e certos medicamentos. O motivo pelo qual é utilizado é que, com ele, é obtido um efeito bactericida e fungicida, ou seja, impede o crescimento de microrganismos no produto, além de ser econômico.

80% dos cosméticos no mercado contêm parabenos e aproximadamente 90% deles são sintéticos. Parabenos orgânicos, típicos de algumas plantas e frutas, são metabolizados no corpo e não representam um problema, por exemplo, mirtilos.

Nos rótulos de certos produtos, você pode ver os nomes dos diferentes membros da família paraben, geralmente em inglês, como metilparabeno, propilparabeno, butilparabeno e benzilparabeno. Além disso, alguns outros produtos industriais contêm essas substâncias.

Latas de peixe, preparações à base de leite, geléias, óleos, tensões, colírios nasais e oculares e espumas de barbear também contêm parabenos e cumprem basicamente a mesma função: impedir a proliferação de bactérias e prolongar a vida útil do produto.

Eles são seguros?

Por mais de quinze anos, pensou-se que os parabenos são substâncias de baixa toxicidade e muito seguras, uma vez que o corpo os absorve, metaboliza e expulsa, de modo que não foram criadas restrições quanto ao seu uso, contudo, anos depois essa ideia Foi substituído por um não muito encorajador.

Em 2004, um grupo de oncologistas da Universidade de Reading, Edimburgo, estudou tecidos carcinogênicos e 90% das amostras de pacientes com câncer de mama estavam contaminadas com traços de parabenos. De acordo com os estudos da Cosmetic Ingredient Review (CIR), o uso de parabenos em cosméticos não representa um risco em quantidades inferiores a 25% e a concentração da substância geralmente varia entre 0,01 e 0,3%.

A opinião de muitos cientistas e médicos diverge quanto aos efeitos desta substância na saúde, mas muitos concordam que estão causando alergias. Dermatite de contato, inflamação, vermelhidão e pele seca são sintomas de uma reação aos parabenos quando a pele ou o couro cabeludo é exposto a cosméticos, corantes, cremes e alguns medicamentos.

Capítulo 9. Triclosan

No banheiro ao lado dos parabenos está o triclosan, o nono disruptor da lista e um dos mais relacionados à higiene, principalmente boca e dentes.

O triclosan é um composto químico que, como os parabenos, é usado como conservante porque inibe o crescimento de colônias bacterianas. Atualmente, está presente em mais de dois mil produtos no mercado e, como esperado, também está dentro de nossa agência.

Em um estudo realizado nos Estados Unidos, o triclosan foi encontrado em cerca de 75% das amostras de urina analisadas, em pessoas de diferentes idades e de ambos os sexos e, é claro, sua presença no organismo tem efeitos na saúde. Isso nos leva a questionar por que essa substância é usada tanto.

O Triclosan está presente em dentifrícios, enxaguatórios bucais, desodorantes, gel de banho, produtos de maquiagem e de limpeza de unhas, também é usado em nível farmacêutico, mas seu aumento no mercado realmente ocorreu quando os cremes dentais foram criados "Proteção total".

Ao descobrir o grande efeito bactericida, a indústria pensou que os produtos de higiene bucal com esse produto químico resolveriam a gengivite e o mau hálito, que se originam na proliferação de bactérias e, apesar disso, foi uma decisão sábia nesse aspecto que não foi tomada. considerando o efeito negativo que gera.

Segundo a União Européia, a concentração máxima permitida que não compromete a saúde é de 0,3% para cremes dentais e sabões corporais; No enxaguatório bucal é de até 0,2%, no entanto, isso não considera o efeito cumulativo que pode ter nas escovas de dente.

O mesmo estudo realizado por químicos da Universidade de Massachusetts Amherst revelou que o acúmulo de triclosan em cerdas de escova de dentes pode ser aumentado sete a doze vezes acima da dose diária recomendada de exposição.

Triclosan no meio ambiente

O Triclosan não apenas fica no banheiro da sua casa, mas também está presente no ambiente. Geralmente, a substância atinge ambientes aquáticos - rios e mar - através do esgoto, mas também pode passar para outros ecossistemas através de escovas de dentes descartadas e resíduos da produção industrial.

O efeito do triclosan quando está no ambiente é a resistência. Sua função natural como produto químico é responder como bactericida, o que ocorre em primeira instância, mas após um período de tempo os microrganismos sobreviventes se tornam mais fortes, criando resistência.

Por esse motivo, a Food and Drug Administration (FDA) sugere sua retirada total do mercado. Quando um organismo cria resistência a uma substância, ele se torna imune a ela; portanto, tratar uma infecção, por exemplo, será mais complicado.

.

Capítulo 10. Musks

Se continuarmos analisando os cosméticos presentes em seu banheiro, além de triclosan e parabenos, encontraremos almíscares, de perfumes corporais de longa duração, cuja vida útil é tão longa que os cientistas obtiveram amostras de perfumes em lagos e rios.

Um almíscar é considerado uma substância gordurosa com odor forte, secretado pelas glândulas de veado e boi almiscarado, além de outros animais e plantas com odor semelhante. Anteriormente, esses produtos químicos eram obtidos com a morte do animal e a extração de óleo da planta, mas a indústria logo se encarregou de replicá-lo sinteticamente para obtê-los em um volume maior.

Dessa forma, hoje temos almíscares policíclicos, galaxolida e tonalida e dois tipos de almíscares de nitrogênio, todos eles ingredientes principais na fabricação de perfumes.

Os almíscares sintéticos não se decompõem no ambiente, assim como os almíscares naturais, eles permanecem intactos por décadas, mesmo quando já se alojaram no tecido adiposo de algum animal ou humano, onde podem causar doenças.

De acordo com a revista Environmental Science and Technology, foram encontrados almíscares no tecido adiposo humano e no leite materno e ainda não se sabe quais são os efeitos, no entanto, alguns estudos em animais indicam que essas substâncias podem ser responsáveis por alterações na o sistema endócrino e certos tipos de câncer.

Uma exposição desnecessária

Se a função dos perfumes for analisada em comparação com a de outros cosméticos, pode-se concluir que é um produto dispensável, porque nossa higiene e saúde não dependem dele, pelo contrário, nos expõe e compromete o meio ambiente ao nosso redor.

Os almíscares sintéticos, como muitas outras substâncias, são integrados à cadeia alimentar e passam de um tempero para outro com efeitos infelizes ou permanecem no ecossistema por anos, poluindo em diferentes níveis, como é o caso do nosso corpo.

Amostras de almíscares sintéticos foram encontradas no sangue, gordura, leite humano e até em crianças recém-nascidas, que as recebem de suas mães durante a gravidez.

Parece que de todos os desreguladores endócrinos estudados até agora, os almíscares sintéticos pagam um preço muito alto pelo produto obtido, o que não parece ser uma necessidade, uma vez que sua aplicação em perfumes afeta os corpos de água para o corpo de recém-nascidos.

Capítulo 11. Filtros Ultravioletas

Os cremes para o sol são um dos produtos mais recomendados para a proteção e o cuidado da pele, porque têm a surpreendente capacidade de agir como uma armadura invisível contra os poderosos raios do sol, mas enquanto são saudáveis para a pele, o resto do corpo Não se beneficia da mesma maneira.

Em quase todos os filtros solares do mercado, obteremos avobenzona, oxibenzona, ecamsule e octocrileno, substâncias químicas que a Food and Drug Administration (FDA) considerou seguras até recentemente. Esta agência de saúde conduziu este ano de 2019 uma investigação publicada na revista JAMA, na qual foi descoberto que os quatro compostos mencionados acima são absorvidos pela pele e direcionados para a corrente sanguínea, onde permanecem mais de 24 horas após a aplicação e se acumulam. com exposição diária à substância.

Para chegar a essas conclusões, quatro apresentações comerciais de protetores solares foram usadas entre 24 pessoas (12 homens e 12 mulheres) e os participantes foram solicitados a aplicar o produto quatro vezes ao dia por quatro dias, após esse período as concentrações foram analisadas em sangue

Os resultados refletem que avobenzona, oxibenzona, ecamsule e octocrileno excedem o índice recomendado apenas no primeiro dia de uso e que, além disso, a oxibenzona pode atingir até sete dias de permanência, podendo permanecer no leite materno.

O FDA acredita que, embora os quatro produtos químicos excedam o limite diário recomendado não sejam uma ameaça à saúde, no entanto, ainda são necessárias pesquisas para provar seu verdadeiro efeito nas concentrações plasmáticas.

Danos ao ecossistema marinho

Foi demonstrado que a oxibenzona, encontrada em aproximadamente 60% dos filtros solares em qualquer uma de suas apresentações, é responsável por danos significativos aos ecossistemas marinhos, especialmente aos recifes de coral.
Em um estudo publicado no Archives of Environmental Contamination and Toxicology, os pesquisadores diluíram a oxibenzona em diferentes concentrações em tanques de larvas de coral e, após oito horas de exposição, perderam a mobilidade, a coloração e adotaram uma forma circular atípica.
.

Os efeitos das concentrações mais altas foram os mais surpreendentes, pois causaram lesões de DNA e, portanto, a morte de corais. O estudo foi repetido em diferentes áreas e em todos os casos foram observados os mesmos efeitos.

Nos seres humanos, o efeito não é tão drástico quanto nos corais; no entanto, devemos levar em consideração que ainda não foram realizados estudos para aprofundar o efeito da substância no organismo.

Capítulo 12. Pesticidas organofosforados

O décimo segundo disruptor que será anunciado neste livro é amplamente utilizado nos campos, onde as frutas e legumes que trazemos à nossa mesa crescem todos os dias. Infelizmente, as pessoas mais expostas a ela são trabalhadores da agricultura, no entanto, a substância pode chegar facilmente às cidades onde vivemos.

Os pesticidas organofosforados, muito comuns em grandes culturas, são feitos de compostos orgânicos que em sua estrutura possuem vários átomos de fósforo e atuam como inibidores de certas enzimas responsáveis pelo funcionamento do sistema nervoso. O efeito tóxico dos compostos de fósforo é bem conhecido e, apesar disso, numerosos acidentes ocorrem todos os anos. Somente na América Central, estima-se que 3% dos trabalhadores agrícolas expostos a pesticidas sofram intoxicação aguda a cada ano.

Compostos organofosforados, como clorpiriflora (CPF), por exemplo, em doses altas e muito altas produzem efeitos neurotóxicos, mas não se sabia o que aconteceu com baixas concentrações até que um grupo de cientistas argentinos se dedicou a descobri-lo e surpreendeu as autoridades de saúde. os resultados.

Dose em pequenas doses

Pesquisadores das Faculdades de Farmácia, Bioquímica e Medicina da Universidade de Buenos Aires e cientistas da Universidade Nacional de Comahue estudaram os efeitos da exposição a doses baixas de clorpirifós em ratos e culturas de células. Ambos os objetos de estudo foram analisados separadamente.

A quantidade de clorpirifós a que os animais experimentais foram expostos foi a ingestão diária admitida e a dose máxima na qual nenhum efeito é observado. Quando ratos fêmeas foram observados, eles apresentaram alterações no tecido mamário e hiperplasia e os pesquisadores descobriram a proliferação celular ativa e as vias de migração.

Em ratos machos, o efeito mostrou que o clorpirifós atua como um desregulador endócrino. Os animais testados foram castrados e não tiveram a possibilidade de produzir hormônios, no entanto, a presença da substância gerou uma inibição do eixo do hipotálamo hipofisário, ou seja, agiu como se fosse um estrogênio endógeno.

Por outro lado, as linhas celulares receberam doses selecionadas abaixo de onde 50% das células morrem e comportamentos diferentes foram observados nas células independentes e dependentes de estrogênio, sendo ambos os modelos carcinogênicos na mama.

As células dependentes, quando expostas a baixas doses de CPF, induziram a proliferação celular e aumentaram o efeito da migração, um mecanismo clássico de progressão tumoral. Nas linhas celulares independentes de estrogênio, ocorreu apenas a morte por desequilíbrio químico mais não proliferação ou migração.

As conclusões deste extenso estudo são alarmantes porque esse composto químico é amplamente utilizado, de modo que o problema de saúde pública que poderia ser gerado a partir dele teria proporções igualmente grandes para as de seu uso.

Capítulo 13. Tributilestanho

Para conhecer esse novo disruptor, precisamos nos localizar nas costas marinhas, mais especificamente nos navios, que são a principal fonte de emissão de tributilestanho, uma das substâncias mais perigosas para a vida aquática.

As paredes externas dos barcos e turbinas são cobertas com uma tinta especial à base de tributilestanho ou TBT, evitando assim a incrustação ou a bioincrustação, que é a colonização da estrutura por organismos marinhos. Quando moluscos, algas e bactérias tomam a superfície de uma embarcação, ela a torna mais lenta e, portanto, há um maior consumo de combustível, além do fato de que, na grande maioria dos casos, ocorrem danos muito caros no metal

Para evitar todos esses desconfortos no início dos anos sessenta, foram utilizadas tintas antiincrustantes contendo arsênico, mercúrio e diferentes pesticidas, mas era caro e, eventualmente, a tributilestanho foi considerada uma solução muito mais rentável, no entanto, o preço que paga pela vida Marina é bastante alta.

Mais do que apenas um repelente

A idéia original das tintas antiincrustantes era manter as espécies problemáticas afastadas da superfície dos barcos, mas resultou em danos excessivos devido à natureza química do composto.

A tributilestanho (TBT) possui um átomo de estanho e três grupos butil; portanto, possui muito pouca solubilidade em água; de fato, o composto prefere se ligar às partículas e sedimentos em suspensão do fundo do mar, uma vez que aqui começa a gerar problemas em organismos aquáticos.

Foi demonstrado que o TBT é responsável pela deformação em conchas de ostras, efeitos neurotóxicos e teratogênicos, ou seja, mutações embrionárias. Além disso, gera um efeito chamado "imposex", que consiste na imposição de alterações sexuais nos gastrópodes (caracóis).

De acordo com uma pesquisa realizada em 2017 por Norma Sbarbati, na Argentina, o TBT em moluscos pode causar esterilidade e aumento da mortalidade e causar danos ao DNA, mas não são as únicas espécies, os mamíferos também são afetados por maneira similar.

A diminuição da espermatogênese, obesidade, malformações e inibição de linfócitos, foram alguns dos efeitos observados em diferentes estudos de laboratório envolvendo camundongos e não é difícil expor um mamífero a essa substância, pois não é apenas utilizado em navios, mas também É utilizado no tratamento de madeira, limpeza têxtil e fabricação de PVC.

Capítulo 14. Solventes e alifenóis

Os alquilfenóis são um grupo de substâncias químicas usadas industrialmente na fabricação de surfactantes, um produto com a capacidade de reduzir a dureza da superfície da água.

Os alifenóis fazem com que as moléculas deslizem juntas e não consigam aderir, de modo que inevitavelmente interagem com o óleo e a graxa do ambiente. Sabendo disso, é muito fácil adivinhar onde essa substância é encontrada: em detergentes, sabões, espumantes e emulsificantes.

Estima-se que a produção anual de alquilfenóis seja próxima a 500.000 toneladas em todo o mundo e que aproximadamente 60% delas sejam descarregadas no ambiente aquático após o uso. Da mesma forma, 80% corresponde ao octilfenol e nonilfenol, os dois alquilfenóis mais utilizados, mas mais tóxicos.

Nossas roupas estão contaminadas

Os alquilfenóis estão presentes nos produtos de acabamento têxtil, como evidenciado por uma pesquisa realizada pelo Greenpeace em 2003, na qual foi estudada a poeira doméstica e a presença de ftalatos, compostos organostanianos, formaldeído e alquilfenóis.

Essas substâncias são usadas para estampar, impedir o desgaste do tecido e conferir certas propriedades de limpeza, mas sua permanência no tecido é efêmera e as partículas são lentamente liberadas no ambiente.

Nesse ano, o Greenpeace analisou as peças de vestuário das empresas mais importantes e constatou a presença de nonilfenol etoxilado em mais de catorze marcas. A coisa mais alarmante de acordo com a organização é que o nonilfenol é um desregulador endócrino muito potente.

Outra maneira de contaminar nossas roupas e nos expor aos alquilfenóis é através do uso constante de detergentes e sabões, que têm o extra de contaminar a água e, como conseqüência, ambientes marinhos, lagos e rios.

Desenvolvimento sexual e alquilfenóis

Vários experimentos realizados nos últimos anos mostram que roedores expostos ao nonilfenol, antes e após o nascimento, desenvolvem testículos menores e menos espermatozóides na maturidade, mesmo que seja uma pequena quantidade da substância.

Os peixes também têm um desenvolvimento sexual afetado, mas parecem hermafroditismo. Investigações realizadas em algumas massas de água no Reino Unido indicaram que os peixes com esse problema estavam concentrados nos pontos de descarga das instalações de purificação e purificação de águas domésticas.

A roupa é a nossa segunda pele e, para os cientistas, é perturbador o fato de uma substância tão perigosa estar tão perto de nós. Resta ver como a ciência lida com essa situação tão comprometedora para a nossa saúde.

Capítulo 15. Estireno

O décimo quinto disruptor endócrino da lista é um dos poucos que nosso corpo é capaz de assimilar e descartar algumas horas após ser contaminado; no entanto, estamos tão expostos ao estireno e o corpo humano é tão sensível à sua absorção que pode resultar Tão perigoso quanto o resto.

O estireno é uma substância líquida produzida tanto na natureza quanto na indústria; certos microorganismos, como bactérias e fungos, produzem estireno em seus processos metabólicos. Para nós, a substância é uma ameaça quando se trata de processos de combustão e fabricação.

Os materiais de embalagem, tapetes, fibras de vidro e isolantes contêm estireno na forma de longas cadeias conhecidas como poliestireno e, no nível industrial, grandes quantidades da substância são liberadas durante a fabricação de todos esses elementos.

Estireno no nosso corpo

Graças à atividade industrial, o estireno está presente no ar, no solo e na água em quase todas as cidades do mundo e, em menor grau, nos ambientes rurais. No solo e na água, pode ser degradada pela ação de microrganismos ou evaporar na atmosfera; no ar, sua degradação merece alguns dias.

O estireno entra em nosso corpo por inalação, ingestão ou contato com a substância; basta tocar com os dedos algum produto que o contenha para que entre diretamente na derme.

O mesmo acontece quando os alimentos adquirem a substância graças à embalagem, mas, neste caso, chegam até nós por ingestão. Inalamos estireno do meio ambiente e aqueles que estão mais expostos são operários.

Uma vez em nosso corpo, 85% do estireno é eliminado em 24 horas pela urina e aproximadamente 5% pelo ar que exalamos, mas esse curto período é suficiente para causar danos ao corpo.

Os ratos expostos a altas doses de estireno sofrem alterações no processo de aprendizado e danos aos espermatozóides na idade adulta. Além disso, o Programa Nacional de Toxicologia do Departamento de Saúde e Serviços Humanos dos EUA classifica o estireno como "razoavelmente previsto para ser um cancerígeno "

Lembre-se de que o efeito que uma substância pode ter no organismo depende do tempo de exposição e de sua concentração; portanto, não é de surpreender que o estireno deixe vestígios em nosso corpo, mesmo quando não estiver armazenado no tecido.

Capítulo 16. Parafinas cloradas

As parafinas cloradas ou PCCC são uma das substâncias químicas mais invasivas da indústria e, por sua vez, são as de maior capacidade de dispersão, tanto que foram encontradas pequenas porcentagens dessa substância em várias espécies do Ártico, que se presume serem muito remotas e Longe das grandes cidades.

Os PCCCs são líquidos insolúveis em água com grande estabilidade química e são liberados na atmosfera durante sua produção, armazenamento, transporte e uso, ou seja, são liberados no meio ambiente e contaminam basicamente durante todo o seu ciclo de vida.

As parafinas são utilizadas na fabricação de plásticos, tintas e lubrificantes industriais, mas as parafinas cloradas também foram encontradas em brinquedos, adesivos, têxteis, equipamentos esportivos e utensílios de cozinha a uma concentração de 11%, que excede os níveis permitidos por agências de saúde

O PCCC foi detectado no ar, água de rios e lagos, esgoto, peixe, mamíferos e regiões remotas como o Ártico, porque em condições ambientais a substância se degrada muito lentamente, mas graças à produção industrial Eles se acumulam muito rápido.

As parafinas entram na cadeia alimentar através de organismos aquáticos, são as primeiras a se expor e os mamíferos são contaminados pela alimentação. Isso explica por que o PCCC foi medido no leite materno de mulheres inuit no norte do Quebec e nas tribos indígenas da América do Norte.

Perigoso para a Convenção de Estocolmo

Em 2017, as parafinas cloradas foram incluídas no anexo A do acordo na Convenção de Estocolmo, o que significa que a substância deve ser eliminada e sua mistura com outros tipos de compostos é limitada. Até o momento, as parafinas não haviam sido profundamente estudadas como uma ameaça à saúde humana.

Em um estudo de dois anos realizado pelo Programa Nacional de Toxicologia dos Estados Unidos, foi avaliado o efeito da exposição de camundongos fêmeas e machos a parafinas cloradas. As alterações observadas nos camundongos foram alterações na respiração, diminuição da atividade, problemas na coluna, adenomas e carcinomas hepatocelulares.
Esse estudo concluiu que era necessário verificar os efeitos que eles poderiam ter sobre os seres humanos e, em breve, a Agência Internacional de Pesquisa do Câncer considerou que alguns PCCCs são possíveis carcinogênicos.

Capítulo 17. Chumbo

Até este capítulo, listamos várias substâncias químicas que atuam como desreguladores endócrinos, a maioria delas é sintetizada e incorporada aos processos industriais, mas isso não acontece com o chumbo e os próximos metais mencionados, eles já existem na natureza, mas seu uso em nossas atividades os torna um perigo.

O chumbo é um metal tóxico encontrado na crosta terrestre, foi descoberto em 1899 e suas possíveis aplicações foram rapidamente estudadas. Hoje, os danos que o chumbo causa na saúde humana são conhecidos por todos, no entanto, a substância já está presente em todos os lugares.

Onde está o chumbo?

Este metal é usado na fabricação de cosméticos, brinquedos, medicamentos, esmaltes, joias, tintas, combustíveis e é usado na indústria de metal para soldagem. Da mesma forma, é obtido através da mineração e da reciclagem.

As emissões de chumbo atingem a água, o ar e a terra e, nesse ponto, a contaminação de espécies, incluindo seres humanos, continua. Uma maneira comum de nos expormos ao chumbo é através da água potável canalizada através de canos de chumbo ou soldados com esse metal.

O que o chumbo faz em nosso corpo?

O chumbo entra no corpo através da absorção intestinal, da pele e da inalação e, uma vez dentro, é transportado na corrente sanguínea para todos os órgãos e tecidos, geralmente se acumula nos ossos, dentes, fígado e cérebro. , baço, rins e pulmões. Durante a gravidez, atravessa a placenta.

O vapor contendo chumbo permite uma absorção de 50% pelo organismo, o que afeta rapidamente os órgãos moles e evita a fixação de ferro no sangue, causando anemia.

Uma das condições mais conhecidas causadas pelo chumbo é chamada "saturnismo" e é uma forma de envenenamento que bloqueia a síntese de hemoglobina e altera o transporte de oxigênio para o sangue.

Chumbo e desenvolvimento reprodutivo

Mães expostas a esse metal mostram uma alta taxa de abortos e natimortos, bebês com baixo peso ao nascer e prematuros também apresentam maior incidência. Vários estudos mostram que a fertilidade dos homens diminui quando o nível de chumbo no sangue excede 40 ug / dl ou é mantido a 25 ug / dl por vários anos. O metal afeta o processo de espermatogênese e gera distúrbios menstruais nas mulheres.

Em adolescentes, o efeito que causa é o atraso da maturação sexual, de acordo com um estudo da Pesquisa Nacional de Saúde e Nutrição, realizada nos Estados Unidos.

Menarca, o aparecimento de pelos pubianos e o desenvolvimento das mamas são atrasados significativamente quando a concentração de chumbo no sangue excede 40 ug / dl.

Estes são apenas alguns dos efeitos que o chumbo tem na saúde. Estamos diante de um dos metais mais tóxicos, o que compromete especialmente a saúde das crianças, cujo peso e hábitos corporais os tornam mais vulneráveis.

Capítulo 18. Cádmio

O cádmio é um metal natural que tem a curiosa propriedade de agir como um verdadeiro desregulador endócrino, uma vez que entra no corpo, compete com os receptores de estrogênio e envia sinais erráticos ao corpo. Sem dúvida, este é um dos seus efeitos mais perigosos.

Este metal pesado não é livre, geralmente é associado ao zinco, chumbo e cobre e é obtido por fundição e refino, apenas o cádmio é encontrado puramente através da greenockita, que é um sulfeto de metal .

A atividade vulcânica, a erosão das rochas e os incêndios florestais liberam certas quantidades de cádmio na atmosfera, mas a maior emissão vem da atividade industrial humana.

Como o cádmio chega até nós?

O cádmio chega ao nosso corpo através da ingestão e inalação, assim como outros disruptores sintéticos. A aplicação de fertilizantes químicos adiciona ao solo e à água esse metal, plantas e animais, cria alguma resistência a ele, mas a transmite para nós quando nos alimentamos deles.

Peixes e moluscos contaminados pela ingestão de água e plâncton têm altas concentrações de cádmio em seus tecidos, assim como mexilhões, algas e alguns fungos como cogumelos.

Cacau e tabaco também incorporam cádmio em sua biomassa. Quando uma pessoa fuma, gera óxido de cádmio que é absorvido rapidamente pelo corpo e estima-se que 50% de todo o metal que é inalado dessa maneira entra na corrente sanguínea.

Cádmio como um desregulador endócrino

O cádmio é capaz de se ligar e ativar o receptor de estrogênio fact; de fato, compete com o estrogênio natural para ocupar seu lugar no corpo e, quando bem-sucedido, induz a proliferação celular e aumenta a expressão dos genes regulados por esse hormônio.

Um dos efeitos prováveis é a chegada precoce da puberdade, o ganho de peso do útero e o desenvolvimento das glândulas em mulheres jovens; nos homens é possível diminuir a qualidade do sêmen e alterações nos hormônios sexuais.

Por outro lado, as mulheres grávidas expostas ao cádmio podem sofrer abortos e fetos contaminados com peso ao nascer. Também foi demonstrado que o cádmio diminui a síntese de leptina, um hormônio que regula a organogênese e o desenvolvimento fetal.
.
Saber que o cádmio é um dos metais mais usados na indústria deve ser uma de nossas prioridades para encontrar maneiras de nos proteger, mas isso será discutido mais adiante neste livro.

Capítulo 19. Níquel

O metal que se segue em nossa lista de poderosos desreguladores endócrinos é o níquel, cuja aparência sólida é prata-branca e é usado para fabricar aço inoxidável, moedas, jóias, válvulas e trocadores de calor.

Nosso contato com o níquel é direto e indireto, atinge nosso corpo através de alimentos e água, mas também através de utensílios de cozinha e jóias e, embora o corpo não absorva grandes quantidades de metal através da pele, aproximadamente 20 % da população é sensível e experimenta dermatite, vermelhidão e coceira.

Níquel em alimentos

O níquel é liberado no meio ambiente por fontes naturais e antropogênicas, por exemplo, através da combustão de carvão e petróleo, fabricação de ligas, galvanoplastia e incineração de resíduos.

Uma porcentagem importante do metal é fixada no solo pelas plantas e é introduzida em nosso corpo pela ingestão de seus frutos. Em solos ácidos, o metal níquel tem ainda mais mobilidade e, portanto, penetra nas camadas profundas até atingir as águas subterrâneas.

Em alguns lugares como Índia, Gopi e Kumar, vários estudos mostraram que a principal fonte de contaminação por níquel em ambientes aquáticos vem de detritos de navios e de suas tintas anticorrosivas. No Mediterrâneo, a poluição das massas de água do mar e, portanto, das espécies que as habitam, provém da agricultura, indústria e desenvolvimento da terra.

53

Uma vez que os moluscos e os peixes integram níquel em seus tecidos, eles passam para nós quando os comem e, aparentemente, o processo de cozimento aumenta a concentração do metal devido à perda de água.

Se um alimento consegue chegar à nossa cozinha sem ser contaminado com níquel, é muito provável que perca sua pureza quando entra em contato com os utensílios da cozinha e se expõe ao calor, uma vez que o metal está presente no aço inoxidável e na pedra e é liberado gradualmente o uso.

Níquel e o sistema endócrino

O sistema neuroendócrino do corpo dos mamíferos é particularmente afetado pelos sais de níquel, que induzem alterações nos níveis de prolactina e hormônio luteinizante, dois hormônios envolvidos nas funções reprodutivas femininas.

Em um estudo realizado em 356 mulheres trabalhadoras russas de uma refinaria de níquel, foi observado um aumento na taxa de abortos espontâneos (15,9%), em comparação com a taxa correspondente a 342 mulheres locais com outra ocupação (8,5%).

Por outro lado, em estudos com ratos e camundongos, foi observada degeneração testicular quando os animais foram expostos ao sulfato de níquel. Também se sabe que esse metal é genotóxico, o que significa que produz algumas anormalidades genéticas.

Se a célula exibir alguma anormalidade e for incapaz de reverter as alterações, o ciclo celular continuará com o erro e isso poderá levar à proliferação descontrolada, alteração da apoptose celular e, finalmente, ao desenvolvimento de câncer.

Dados os riscos sugeridos pela exposição ao níquel, deve ser uma preocupação evitar o contato com o metal e suas formas mais tóxicas, porque, embora a inalação e a ingestão não sejam absorvidas rapidamente pela pele, elas entram no nosso corpo. quantidades significativas.

Capítulo 20. Mercúrio

O mercúrio é um dos metais tóxicos mais conhecidos; de fato, foram realizadas campanhas de prevenção na Espanha e em outros países europeus em que as mulheres grávidas são convidadas a evitar o consumo de peixe, mariscos e moluscos durante a gravidez.

O mercúrio é um metal branco prateado muito tóxico, o único a 0 ° C está no estado líquido. Esse elemento químico não é essencial em nenhum processo biológico; no entanto, ele se acumula muito facilmente na maioria dos seres vivos.

Na natureza, você pode encontrar mercúrio na forma de sulfuretos de mercúrio, arsênico, ferro e antimônio, mas também pode ser ligado a outros minerais, como zinco, cobre, ouro e chumbo.

Como o mercúrio chega ao nosso corpo?

A entrada de mercúrio pode ocorrer por via respiratória, digestiva ou cutânea, sendo a primeira uma das mais eficazes. Tanto o mercúrio elementar como o inorgânico e seus compostos derivados atingem o sangue com uma eficiência de 80% após a inalação, ou seja, 80% da substância inalada atinge a corrente sanguínea.

Por outro lado, o mercúrio inorgânico do trato gastrointestinal é absorvido em 0,01% porque o metal não interage com outras biomoléculas, enquanto os compostos inorgânicos de mercúrio são absorvidos entre 2 e 15%, dependendo de sua solubilidade. Os compostos orgânicos por ingestão são absorvidos em 95%.

A maior emissão de mercúrio para o meio ambiente vem da indústria metalúrgica e das águas residuais das cidades, a cada ano aproximadamente mil toneladas de metal são liberadas das redes de esgoto para a superfície da Terra.

Efeito do mercúrio no corpo

O mercúrio tem a capacidade de precipitar as proteínas sintetizadas pelas células, principalmente dos neurônios, e inibe os grupos sulfidrila de várias enzimas essenciais, alterando os sistemas metabólicos e enzimáticos, também inibe a síntese de proteínas nas mitocôndrias e bloqueia sua função enérgico

Quanto ao efeito que isso pode ter nas crianças, os cientistas não chegaram a evidências conclusivas. Na Espanha, foi realizado o Projeto INMA (Crianças e Meio Ambiente), no qual foi analisada a concentração de mercúrio em 1800 recém-nascidos de Valência, Sabadell, Astúrias e Guipúzcoa.

Os níveis em recém-nascidos eram altos, com uma taxa de 24% mais alta, conforme recomendado pela Organização Mundial de Saúde e 64% acima da recomendação da Agência de Proteção Ambiental dos Estados Unidos.

Os efeitos do mercúrio em crianças podem variar de problemas cognitivos a parto prematuro. Não existe um limite de toxicidade estabelecido para o mercúrio, geralmente é aceito entre 50 e 160 µg / dia, mas, dada a extensão desse elemento químico, é necessário fazer provisões a esse respeito.

Capítulo 21. Arsênico

O último desregulador endócrino da lista é um metal potencialmente cancerígeno com múltiplos efeitos, tanto a curto quanto a longo prazo. Atualmente, várias organizações de saúde estabeleceram limites nas indústrias para controlar a exposição à substância, no entanto, é difícil de gerenciar uma vez que se espalhou pela atmosfera.

O arsênico é um elemento natural presente na crosta terrestre, no ar, na água e na terra. Este metal existe em diferentes estados de oxidação e cada um tem níveis mais altos ou mais baixos de toxicidade.

Assim, a exposição ao arsênico não é difícil, principalmente devido à água e ingestão de produtos contaminados. Em todo o mundo, os alimentos mais contaminados são peixes e mariscos, carne vermelha e branca, arroz e algas marinhas.

Como o arsênico é encontrado nos alimentos?

Como o arsênico pode ser encontrado de várias maneiras, está associado aos alimentos e ao meio ambiente de diferentes maneiras; por exemplo, na água potável é encontrada na forma inorgânica como arsenato e arsenita, no arroz é encontrada na forma inorgânica e nas algas. marinho como arseno-açúcares. Alguns estudos realizados para medir a eficiência do metal no corpo mostraram que nos roedores o arsênico inorgânico é absorvido em 95%, ou seja, quase na sua totalidade, enquanto nas plantas de arroz em 89%, portanto, quando consumimos esses alimentos, nos expomos significativamente.

Que efeito isso tem sobre o corpo?

O metal arsênico causa múltiplas alterações em numerosos processos moleculares, celulares e enzimáticos, por exemplo, induz a inibição do reparo do DNA e, com isso, gera mutações. Também ativa vias oncogênicas e altera a função das mitocôndrias.

Quando o arsênico se liga a certos grupos sulfidrila, como proteínas, glutationa e cisteína, afeta as enzimas envolvidas na respiração celular, gliconeogênese, captação de glicose e metabolismo da glutationa.

O arsênico cria resistência à apoptose, que é o processo de morte celular programada realizada durante os estágios iniciais do desenvolvimento para eliminar células desnecessárias. Acredita-se também que seja responsável por aberrações e anormalidades cromossômicas.

Infelizmente, o arsênico é encontrado em grandes quantidades em nossas cidades, a ponto de que em países como China, Índia, México, Tailândia, Estados Unidos e Argentina houve relatos de exposição crônica à água potável e estima-se que na América Latina 4,5 Milhões de pessoas bebem água permanentemente com níveis alarmantes desse metal.

Com esse metal tóxico que existe em abundância em nosso planeta, terminamos nossa lista dos desreguladores endócrinos mais comuns em nosso dia a dia e, portanto, estamos preparados para aprofundar os efeitos que eles têm sobre a saúde e as principais doenças que geram.

Parte III Efeitos na saúde humana

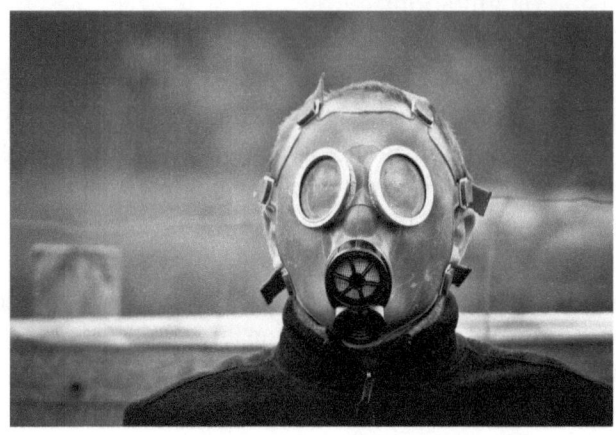

Capítulo 22. Obesidade

Em termos médicos, a obesidade é um acúmulo excessivo e generalizado de gordura no corpo. É uma patologia crônica que, além de afetar a aparência da pessoa, aumenta o risco de contrair doenças cardíacas, diabetes e pressão arterial, também se torna um fator complicador de outras condições de saúde, como a artrite.

A taxa de obesidade hoje é alarmante. Estima-se que aproximadamente 22% dos adultos espanhóis e 17% das crianças sofram de obesidade clinicamente detectada, enquanto cerca de 60% dos adultos em todo o mundo sofrem de sobrepeso ou obesidade.

A distribuição da população obesa não é uniforme, mas podemos detectar um certo padrão. 50% é distribuído em países desenvolvidos como Estados Unidos, México, Alemanha, Reino Unido, Brasil, Chile e Turquia, ou seja, países desenvolvidos são os mais afetados.

Por que a obesidade?

É comum associar inicialmente obesidade e sobrepeso a alimentos e baixa atividade física, mas, na realidade, é apenas uma das muitas causas possíveis.

Uma dieta desequilibrada que excede a ingestão de calorias em relação à atividade física gera inevitavelmente no organismo a transformação de energia em reservas de gordura e, portanto, você pode observar um aumento de peso na pessoa, mas quando O paciente leva um estilo de vida saudável deve avaliar outros fatores.

Alguns tratamentos medicamentosos, estresse, falta de sono ou tentativa de parar de fumar aumentam significativamente o risco de obesidade, além de alguns estágios como a menopausa e o pós-parto.

Certas doenças como a síndrome de Prader-Willi, a síndrome de Cushing e os problemas hormonais também são responsáveis pelo ganho de peso na pessoa, bem como pelas influências genéticas que podem representar 60% do risco de obesidade.

Obesogens

Vários produtos químicos que discutimos neste livro causam alterações no metabolismo que levam ao ganho de peso, são chamados obesogênios e têm a propriedade de alterar a adipogênese e o acúmulo de lipídios.

A fumaça do cigarro, tributilestanho, retardadores de chama, ftalatos, bisfenol, parabenos e compostos organoclorados são substâncias declaradas obesogênicas e especialistas afirmam que podem agir de três maneiras diferentes no corpo:

1.- Modificação da dinâmica das células adiposas: Essas substâncias podem aumentar a capacidade de armazenamento de gordura das células ou aumentar seu número e, portanto, a capacidade do organismo.

2.- Alteração da quantidade de calorias consumidas: Se a substância altera, o balanço energético diminui a quantidade de calorias consumidas e favorece o acúmulo de gordura.

3.- Alterando a sensação de fome: a fome e a sensação de satisfação são reguladas por hormônios e, uma vez desequilibradas por agentes externos, causam à pessoa estados constantes de fome que o levam a comer demais.

Como evitar obesogênios?

Os compostos tributilestanho, ftalatos, bisfenol e organoclorados estão presentes em ambientes controláveis por nós e em lugares que escapam de nossas mãos, portanto a exposição de uma certa maneira é inevitável.

Nossa atenção e esforços devem se concentrar em minimizar nossa exposição diária, que é o aspecto que podemos lidar e representa um fator de exposição constante. As medidas que você deve tomar são as seguintes:

- **Evitar plástico:** o bisfenol e os ftalatos são incorporados à fabricação de plásticos, mas não são fixados a outras substâncias, mas são liberados com calor e uso e passam para os alimentos e líquidos que contêm, portanto, uma medida A proteção é usar recipientes de vidro e evitar o uso do forno de microondas a todo custo.

- **Compre produtos com a quantidade mínima de embalagem:** Carnes, frutas e vegetais embalados em plástico também são expostos à contaminação por obesogênios. Você pode pedir que o plástico seja substituído por papel.

- **Verifique a origem do alimento:** ligue para as empresas cujos produtos você normalmente compra e peça que forneçam informações sobre a origem do alimento, se estiverem cientes dos riscos de exposição e das medidas preventivas que utilizam.

- **Minimiza o uso de cremes e produtos cosméticos:** os parabenos estão presentes na grande maioria dos cremes, fixadores e maquiagem, reduzindo assim seu uso apenas ao necessário. Outra alternativa é comprar produtos sem parabenos.

O efeito mais importante da obesidade é que ela acentua e agrava, a curto e longo prazo, outras doenças, como diabetes, hipertensão, alguns tipos de câncer e doenças cardíacas. Além de afetar a auto-estima e o estilo de vida do paciente.

Capítulo 23. Síndrome metabólica

Também conhecida como síndrome plurimetabólica ou síndrome X, é um grupo de distúrbios que ocorrem ao mesmo tempo no paciente e aumentam a probabilidade de desenvolver doenças cardíacas, sofrer um derrame ou sofrer de diabetes tipo 2.

Uma pessoa com síndrome metabólica pode experimentar um aumento na pressão sanguínea, altos níveis de glicose no sangue, excesso de gordura corporal (especialmente ao redor da cintura) e níveis anormais de colesterol ou triglicerídeos.

A idade média em que a doença aparece é entre 45 e 60 anos e em 52,5% dos casos os pacientes afetados são homens. Da mesma forma, pessoas com algumas patologias são mais propensas a desenvolver a síndrome metabólica.

As doenças cardiovasculares, por exemplo, aumentam o risco geral em 32%, apenas nos homens atingem 45,2% e 17% nas mulheres. Parece que ter um dos sintomas envolve se expor potencialmente ao resto, pois o diabetes e a obesidade também aumentam muito a probabilidade de desenvolver a síndrome metabólica.

Causas

Muitos especialistas em saúde atribuem a síndrome metabólica ao excesso de peso, obesidade e falta de atividade física, enquanto outros acreditam que a resistência à insulina é responsável.

A insulina é um hormônio que é gerado no pâncreas e está envolvido na entrada de glicose nas células para produzir energia. Quando uma pessoa tem resistência à insulina, a glicose não pode entrar facilmente na membrana celular, então o nível de glicose no sangue aumenta e, com isso, o nível de insulina aumenta para tentar controlar o excesso.

Em outras palavras, um desequilíbrio é gerado nas vias metabólicas que o corpo usa para obter, armazenar e distribuir energia.

A síndrome metabólica e desreguladores endócrinos

Em um estudo publicado na revista Environmental Science & Technology, 400 pessoas que vivem em Granada foram monitoradas por dez anos para determinar se a exposição a contaminantes como compostos organoclorados, bisfenol A, ftalatos e compostos perflurados causa alterações.

Os resultados de uma extensa pesquisa mostraram que a exposição a pesticidas organoclorados, mesmo em doses relativamente baixas, por um longo tempo, aumenta o risco de síndrome metabólica e, em menor grau, substâncias industriais como o bisfenol A, ftalatos e compostos perflurados. .

O fundamento da pesquisa é que essas substâncias criam distúrbios e alterações no balanço energético do organismo, que é controlado principalmente por sinais do sistema endócrino.

A parte mais reveladora da pesquisa é que se presume que esses distúrbios podem ter sua origem durante o desenvolvimento pré-natal e podem ser bastante influenciados durante o desenvolvimento pós-natal e a idade adulta.

O que podemos fazer para evitá-lo?

Na Espanha, um em cada dois legumes frescos é impregnado com pelo menos um pesticida e uma grande variedade de frutas ou vegetais pode ter de 3 a 7 pesticidas diferentes.

O tomate, por exemplo, é o alimento mais contaminado, pois contém 37 pesticidas diferentes, dos quais dezesseis têm efeitos hormonais. Um dos produtos químicos mais frequentes nos alimentos é o clorpiriforme, encontrado em 20 alimentos diferentes em toda a Espanha, desde batatas e cenouras ao mel.

Como, neste caso, os alimentos parecem ser a maior fonte de desreguladores endócrinos e é ilógico eliminá-los de nossas vidas, a alternativa mais bem-sucedida é optar por opções ecológicas, onde o uso de pesticidas é praticamente inexistente.

Hoje existem muitas empresas em todo o mundo dedicadas à produção de alimentos naturais, frutas, legumes e cereais, bem como alimentos especiais para bebês, que são muito vulneráveis à contaminação por ingestão.

A Espanha serve como referência para demonstrar a contaminação de alimentos, com alcance global. Atualmente, é necessário verificar a origem das frutas e legumes que consome, porque a indústria tradicional não tem alternativas, a não ser armas químicas contra pragas e insetos.

Capítulo 24. Diabetes Tipo 1

O diabetes tipo 1 (DMT1) é uma doença crônica cujo início geralmente ocorre na infância e adolescência, é caracterizada por uma elevação permanente e progressiva dos níveis de açúcar no sangue, ou seja, níveis de açúcar no sangue, acompanhados de destruição Células beta (β) auto-imunes das ilhotas de Langerhans pancreáticas, responsáveis pela produção de insulina.

O DMT1 é considerado uma doença autoimune e as causas de sua ocorrência são inconclusivas, mas sua incidência globalmente apresenta variações bastante evidentes. A doença é menos frequente nas regiões localizadas nos trópicos, mas é mais pronunciada nas regiões temperadas, com um número maior de pacientes no hemisfério norte do que no sul. Aproximadamente 1,25 milhão de crianças e adultos americanos têm diabetes tipo 1.

O que o origina?

Não se sabe exatamente o motivo pelo qual o diabetes tipo 1 aparece, geralmente é atribuído à genética, mas o fato de herdar os genes do diabetes geralmente não é um requisito essencial para o desenvolvimento da doença.

O risco de desenvolver DMT1 aumenta com a transmissão genética dos antígenos HLA DR3 e DR4, mas os irmãos de uma criança com a doença têm apenas 5% de chance de desenvolvê-la.

Os cientistas acreditam que a predisposição genética combinada com agentes externos, como exposição precoce ao leite de vaca, estresse, vírus e especialmente toxinas encontradas nos pesticidas usados atualmente, tem mais influência.

Pesticidas e diabetes tipo 1

Um grupo de cientistas da Grécia e do Reino Unido determinou que a ingestão de alimentos contaminados com pesticidas pode aumentar o risco de diabetes em até 61% e atingir 64% quando é apenas o diabetes tipo 2.

Para demonstrar isso, foram analisados os resultados de sangue e urina de 5.066 pacientes e 61.648 casos de controle, o que tornou o estudo uma grande evidência médica de como os produtos químicos podem promover o desenvolvimento de várias patologias.

Por outro lado, um estudo apresentado no congresso anual da Associação Europeia para o Estudo do Diabetes (EASD) mostrou que a exposição das mulheres grávidas a certos pesticidas comuns aumenta em quatro vezes a probabilidade de sofrer de diabetes gestacional.

As frutas e vegetais que consumimos diariamente estão contaminados e, embora sejam essenciais para a nossa saúde, as condições atuais não garantem nosso bem-estar através dos alimentos, portanto, exploraremos as alternativas que temos para nos alimentar adequadamente.

Consumir apenas orgânicos

A única solução realmente eficaz para evitar pesticidas nos alimentos é simplesmente comprar alimentos livres da substância. Lavar frutas, verduras e legumes com água do jato não é tão eficaz quanto gostaríamos que fosse.

Os pesticidas são projetados e preparados para não se dissolverem facilmente na água; caso contrário, a água de irrigação e as chuvas acabariam com a eficiência da substância e seriam um desperdício de dinheiro para a indústria; portanto, lavar os alimentos acaba com bactérias e restos de terra.

Outras alternativas sugeridas são eliminar a casca dos frutos, mas essa opção não é apropriada por dois motivos. Em primeiro lugar, a concha armazena quantidades importantes de nutrientes e, não consumindo, é um desperdício e, em segundo lugar, as substâncias mais tóxicas permeiam completamente o tecido da planta.

Pesquisadores da Estação de Experimentação Agrícola de Connecticut, nos Estados Unidos, concluíram, depois de analisar 196 amostras de alface, tomate e morango, que secar os alimentos com um pano é mais eficiente para remover substâncias, mas outros especialistas dizem que a solução está nos testes Com bicarbonato de sódio.

Um experimento realizado na Universidade de Massachusetts envolveu a pulverização de maçãs com fungicidas e inseticidas muito penetrantes e a lavagem dos frutos apenas com água, com uma solução de alvejante e bicarbonato dissolvido em água. Ao manter as maçãs submersas por dois minutos em bicarbonato dissolvido, mais inseticidas foram suprimidos do que quando permaneceram na lixívia ou na água e foi o método mais eficiente para remover todos os tipos de resíduos, até sujeira.

Essas práticas podem ser uma medida complementar para tratar os alimentos que consumimos em casa, mas a opção de comprar alimentos orgânicos permanece mais eficiente.

Capítulo 25. Diabetes Tipo 2

O diabetes tipo 2 é uma doença crônica que afeta o mecanismo pelo qual o corpo metaboliza a glicose, ou seja, o açúcar. No organismo do paciente afetado, duas coisas podem acontecer, a primeira é a resistência aos efeitos da insulina e a segunda a produção insuficiente desse hormônio.

Ao contrário do diabetes tipo 1, o corpo produz insulina, mas não a utiliza adequadamente e esta doença estava associada à idade adulta; no entanto, na última década, existem inúmeros casos de crianças com patologia devido ao aumento da obesidade e do estilo de vida sedentário. .

A Organização Mundial da Saúde (OMS) estima que hoje aproximadamente 442 milhões de adultos tenham diabetes, ou seja, um em cada 11 pessoas e até 2015, estimou-se que o diabetes era a causa direta de 1,6 milhão mortes

Essa doença, tão comum em nossa sociedade, também é uma das mais preocupantes, porque em muitas pessoas afetadas é causa de cegueira, acidente vascular cerebral, amputação, insuficiência renal, infarto do miocárdio, problemas de gengiva e dente. Uma das maiores complicações do diabetes é que na maioria dos casos é diagnosticada quando há vários anos de evolução e efeitos irreversíveis já apareceram no paciente.

Riscos potenciais para uma mãe

No capítulo anterior, vimos que a exposição a pesticidas aumenta em 61% a probabilidade de desenvolver um dos dois tipos existentes de diabetes e também que essas probabilidades aumentam quando se trata apenas de diabetes

71

tipo 2, por isso dedicamos várias indicações ao cuidado de alimentos, mas os pesticidas não são os únicos responsáveis pelo diabetes.

Ángel Nadal, da Universidade Miguel Hernández de Elche, explica que cada desregulador endócrino que circula no plasma sanguíneo com capacidade de produzir resistência à insulina pode ser considerado um fator de risco para síndrome metabólica e diabetes tipo 2. Os pesticidas e outros disruptores mencionados anteriormente no livro são uma ameaça, mas entre essa extensa lista, os cientistas concentraram sua atenção em produtos de uso bastante comum, o BPA ou o bisfenol-A.

O Instituto de Pesquisa em Bioengenharia da Universidade Miguel Hernández de Elche descobriu através de seus estudos que a exposição ao bisfenol durante a gravidez causou uma alteração profunda na tolerância à glicose e piorou a resistência à insulina na mãe.

A investigação foi realizada em camundongas fêmeas e observou-se que as alterações metabólicas experimentadas foram minimizadas após o nascimento, mas quatro meses depois elas foram ativadas novamente e quando atingiram seis meses houve uma diminuição acentuada na sensibilidade à insulina , sobrepeso e intolerância à glicose.

Parece que o BPA reduz os níveis de receptores de insulina, inibe a fosforilação do AKT e altera certas proteínas, o que resulta em resistência à atividade da insulina.
Esse fato acrescenta mais uma preocupação para as mães: comprometer sua própria saúde durante a gravidez. Assim, uma das precauções a serem tomadas nesta fase da vida é evitar a exposição ao bisfenol A

Como evitar o bisfenol?

O bisfenol está presente em embalagens plásticas, brinquedos, recipientes para refrigerantes, recipientes para armazenamento de alimentos, resinas e latas, elementos do nosso uso diário.

Uma mãe em gestação deve evitar ou minimizar o máximo possível o contato com plásticos e alimentos enlatados, lembre-se de que a principal via de contaminação é a ingestão.

Substituir o plástico pelo vidro e comprar alimentos frescos em vez de alimentos embalados ou enlatados é uma medida simples que pode ser tomada pelas mães e, em geral, por qualquer pessoa, para impedir a entrada da substância no organismo. Com pequenas mudanças, podemos limitar nossa exposição a produtos químicos perigosos no ambiente que somos capazes de controlar.

Capítulo 26. Hipotireoidismo

O hipotireoidismo, também conhecido como tireóide hipoativo, é um distúrbio metabólico no qual a glândula tireóide não produz o suficiente de certos hormônios cruciais, por exemplo, aqueles relacionados à taxa de queima calórica, temperatura corporal ou batimentos cardíacos acelerados. cardíaco

A doença não apresenta sintomas agudos nos estágios iniciais, mas acaba desencadeando obesidade, infertilidade, dor nas articulações e certas doenças cardíacas. Na gravidez, pode ser particularmente perigoso para o bebê em formação.

Cerca de 700 milhões de pessoas em todo o mundo sofrem de algum tipo de distúrbio da tireóide, o que equivale a 10% da população ou o mesmo que dizer que pelo menos três em cada dez pessoas têm um problema de saúde associado à doença. tireóide

O que causa hipotireoidismo?

Esse distúrbio pode ser o produto de uma doença auto-imune, radioterapia e certos medicamentos, mas também pode ser gerado por meio de tratamentos para hipertireoidismo, que é a hiperatividade da tireóide.

Em algumas crianças recém-nascidas, a tireóide pode ter baixa atividade ou nascer sem ela; nesse caso, considera-se que eles herdaram o distúrbio. Durante a gravidez, algumas mulheres podem desenvolver a doença, antes e depois, porque as alterações hormonais geram anticorpos que atacam sua própria glândula tireóide em uma resposta autoimune.

Um distúrbio da glândula pituitária também pode gerar hipotireoidismo, mas essa causa é menos frequente, pois consiste na baixa produção de tireotropina (TSH), um hormônio estimulador da tireóide.

Obviamente, os desreguladores endócrinos desempenham um papel importante na atividade da tireóide, por isso agora conheceremos seu mecanismo de ação e quais são as substâncias químicas responsáveis.

O papel dos desreguladores da tireóide

O mecanismo pelo qual substâncias como os PCBs (bifenilos policlorados) afetam a tireoide é muito simples de entender, basicamente eles agem como antagonistas que bloqueiam os receptores hormonais e, com isso, sua ação metabólica e terapêutica, afetando também as células cerebrais.

Os policlorobifenilos são proibidos há muito tempo, mas o agente químico continua na atmosfera e polui os corpos de água e as espécies que ali vivem, como acontece na Bretanha francesa, onde peixes com uma porcentagem significativa de tecido adiposo armazenam facilmente a substância

Os pesticidas também desempenham um papel importante, como evidenciado por um estudo realizado na Colômbia, na América do Sul, onde se pretendia demonstrar a relação entre hipotireoidismo e níveis de pesticidas organoclorados no sangue, para isso estudaram 819 pessoas residentes em uma área rural, dos quais 58,7% eram homens e 41,3% mulheres.

Em seus resultados, eles obtiveram que a prevalência de hipotireoidismo aberto era de 1,2% e 6,7% de hipotireoidismo subclínico, com o primeiro percentual prevalecendo em pessoas acima de 60 anos de idade, mas sem distinção apreciável em termos de sexo.

Existem muitas evidências que mostram o quanto os produtos químicos do nosso corpo podem afetar, no caso de PCB e certos pesticidas organoclorados afetam diretamente um dos reguladores hormonais mais importantes, portanto, medidas preventivas devem ser urgentes.

Como tomar precaução contra PCB?

Os policlorobifenilos estão presentes em fluidos dielétricos, trocadores de calor e capacitores, esculturas em metal e lubrificantes de turbinas. Para que a contaminação com a substância ocorra, alguns dos dispositivos mencionados devem ser danificados e entrar em contato com o solo e a água da chuva, atingindo alimentos e água potável.

A primeira medida preventiva a considerar é proteger o equipamento e os dispositivos, caso você trabalhe com eles ou esteja perto de sua casa; em caso de acidente, a área afetada deve ser tratada e evitada.

Em casa, podemos reduzir o consumo de peixes e alimentos de origem animal, se tivermos consciência de que em nossa região o risco de contaminação com PCB é alto, pois a substância é armazenada sem remédio nos tecidos animais.

Se você mora em uma área rural ou a frequenta, proteja sua pele de lama, sedimentos, rios e córregos que podem ser contaminados e absorvidos pela pele. Se eles extraírem água de um poço com uma bomba antiga, verifique o aparelho e investigue se ele contém óleo com PCB; nesse caso, você deve trocá-lo.

TVs e refrigeradores fabricados antes de 1980, bem como reatâncias de tubos fluorescentes contêm bifenil policlorado nos condensadores e, para descarte, requerem um processo especial no qual a substância é subtraída. Não pode ser feito em casa.

Com precauções suficientes, podemos nos manter protegidos dessa substância; devemos permanecer atentos apenas ao contato com artefatos antigos e com os lugares que freqüentamos.

Capítulo 27. Câncer de tireóide

O câncer de tireóide é um tipo de câncer que tem como local de origem a glândula tireóide. Essa glândula está localizada na frente do pescoço, logo abaixo do pomo de Adão, mas geralmente não é visível nem palpável.

O câncer, independentemente de sua localização, se origina quando as células crescem fora de controle e o câncer de tireóide não é exceção, pois é causado pelo crescimento exacerbado das células de qualquer tipo de célula que compõe a glândula. Dependendo da célula, é o tipo de doença que se desenvolve e, portanto, o tratamento requerido pelo paciente.

Uma glândula tireóide pode desenvolver vários tipos de tumores e tumores, alguns são benignos, mas outros infelizmente não e podem se espalhar para tecidos próximos e outras partes do corpo.

Para este ano de 2019, a American Cancer Society estima 52.070 novos casos de câncer de tireóide, dos quais 14.260 serão do sexo masculino, 37.810 do sexo feminino e 2% ocorrerão em crianças e adolescentes. Por outro lado, pressupõe que 2.170 pessoas morrerão da doença.

A taxa de mortalidade do câncer de tireóide é baixa em comparação com outros tipos de câncer, mas nos últimos anos houve um aumento significativo.

Causas da doença

O desenvolvimento do câncer é atribuído a muitas causas, por exemplo, exposição a certos produtos químicos, hábitos não saudáveis e carga genética, sendo este último o motivo mais limitado por cientistas de todo o mundo.

Os genes contêm instruções muito precisas para controlar quando as células crescem, se dividem e morrem, mas por várias razões os genes podem codificar o crescimento e a divisão descontrolados das células ou fazer com que essas células vivam mais do que deveriam em um processo normal. Esses genes são conhecidos como "oncogenes".

Qualquer tipo de câncer pode ser causado por modificações no DNA que ativam esses "oncogenes" ou pela desativação dos genes responsáveis por suprimir erros.

Disruptores e tireóide

Sabe-se que os desreguladores endócrinos interferem seriamente na função da tireóide e de várias maneiras. Um de seus efeitos é gerar alterações nas concentrações de hormônios da tireóide, mas também pode modificar o metabolismo periférico desses hormônios e a sinalização dos receptores.

Apesar desse conhecimento, ainda faltam informações e evidências sobre como os desreguladores endócrinos podem afetar a tireóide em concentrações muito baixas, como aquelas às quais somos expostos diariamente por comida, água e ar. Alguns cientistas explicam que os disruptores causam câncer porque alteram a homeostase normal do sistema endócrino e isso resulta em um desequilíbrio na quantidade de hormônios estrogênio, progestogênio, andrógeno e tireóide. Outros acreditam que esses produtos químicos atuam como promotores de tumores.

Atualmente, estudam-se os desreguladores endócrinos que têm maior influência no desenvolvimento do câncer de tireóide, no entanto, suspeita-se que há compostos orgânicos halogenados presentes em alguns pesticidas há mais de uma década.

As substâncias halogenadas têm sido responsáveis por alterações na função tireoidiana de aves, peixes e tartarugas, além de disfunções no sistema imunológico. Isso marca um começo importante para futuros estudos sobre patologia.

Capítulo 28. Câncer de mama

O câncer de mama é um tipo de câncer que se forma nas células do tecido mamário. Pode ocorrer em mulheres e homens, embora neste último os seios não sejam desenvolvidos e não desempenhem nenhum papel na reprodução.

Graças às inúmeras investigações realizadas e às campanhas de conscientização em todo o mundo, a taxa de sobrevivência da doença é maior e hoje existem mecanismos para detecção precoce e tratamentos especializados.

Médicos e cientistas estimam que entre 5% e 10% dos casos de câncer de mama estão relacionados a mutações genéticas herdadas e, só neste ano, nos Estados Unidos, estima-se que 271.270 pessoas serão diagnosticadas, das quais 268.600 casos serão mulheres e 2.670 homens

A taxa de sobrevivência feminina para o câncer de mama metastático é de 27% projetada em 5 anos, ou seja, 27 em cada 100 pessoas sobreviverão mais que esse tempo; nos homens, a taxa é ligeiramente menor, chega a 25%.

O que causa câncer de mama?

A doença se desenvolve quando um grupo de células mamárias cresce, se divide anormalmente e se acumula, formando um nódulo ou massa. O câncer de mama geralmente começa nas células dos dutos que produzem o leite materno ou no tecido glandular chamado lobo.

Vários estudos mostram que existe uma relação entre patologia e hormônios, estilo de vida e ambiente, no entanto, uma causa não é conhecida exatamente ou por que algumas

81

mulheres que aparentemente não têm nenhum fator de risco se tornam pacientes Oncológico

O grande risco de câncer de mama é que as células podem se espalhar por todo o tecido mamário até os gânglios linfáticos muito próximos e daí para outras partes do corpo.

Disruptores e a doença

Embora as causas exatas do desenvolvimento da patologia não sejam conhecidas, há evidências de que alguns desreguladores endócrinos, como o dicloro difenil tricloroetano (DDT) e dioxinas, têm alguma responsabilidade.

O Journal of National Cancer Institute publicou um estudo em que essa relação foi descoberta ao estudar meninas expostas antes dos 14 anos, que apresentavam um risco maior de desenvolver câncer entre as idades de 50 e 54, ou seja, no período pré-menopausa.

Em animais experimentais, observou-se que particularmente o bisfenol A e as dioxinas são as substâncias promotoras do câncer de mama. Já conhecemos as medidas para evitar e minimizar o bisfenol, agora é a vez das dioxinas.

Como são controladas as dioxinas?

O controle das dioxinas é muito difícil para nós, porque elas provêm de incineração industrial e óleos usados com PCBs, dois processos regulados por empresas privadas ou entidades governamentais.

Existem políticas nacionais e internacionais para o gerenciamento da substância e é dever de cada país cumprir a conformidade, a única coisa que podemos fazer por nós mesmos é cuidar dos alimentos que são uma forma de renda.

As dioxinas entram no meio ambiente e passam para a cadeia alimentar, onde somos consumidores; portanto, devemos cuidar da ingestão de alimentos gordurosos, laticínios e vegetais, se tivermos consciência de que as dioxinas são uma ameaça em nossa localidade.

Capítulo 29. Síndrome do ovário policístico

A síndrome dos ovários policísticos, a sigla SOP, é um distúrbio presente em mulheres que têm níveis muito altos de um hormônio chamado andrógeno. Homens e mulheres naturalmente têm androgênio, mas a tendência no sexo masculino é manter um nível alto; quando isso ocorre em mulheres, surgem algumas complicações.

Irregularidades menstruais, aumento de pêlos faciais, aparecimento de acne e infertilidade são alguns sintomas da SOP, bem como o crescimento de cistos ovarianos, mas são perceptíveis apenas por procedimentos médicos.

Uma em cada dez mulheres em idade fértil sofre da síndrome dos ovários policísticos, ou seja, 10% da população feminina entre 15 e 44 anos. 10% dos pacientes inférteis têm cistos foliculares nos ovários.

Por que o PCOS se desenvolve?

Geralmente, um paciente com SOP tem um parente direto que também sofre com isso; portanto, a predisposição genética para o distúrbio é inegável, mas não há evidências suficientes para sustentar que é a única causa.

A síndrome dos ovários policísticos é diagnosticada em mulheres com idade entre 20 ou 30 anos, mas pode aparecer em meninas e adolescentes; em qualquer caso, é o produto de um desequilíbrio hormonal.

Quando os níveis de andrógenos aumentam para estrogênio, a progesterona cai e esses hormônios estão envolvidos na maturação e na liberação dos óvulos durante a ovulação.

Quando a SOP é afetada, os óvulos maduros não são liberados e permanecem nos ovários cobertos por líquido, é por isso que cistos e protuberâncias são gerados nos ovários.

O diagnóstico precoce e a adesão ao tratamento normalizam os sintomas do distúrbio e previnem complicações como diabetes tipo 2 e doenças cardíacas, que estão intimamente relacionadas.

Como os disruptores influenciam o SOP?

De acordo com vários estudos, os desreguladores endócrinos e particularmente o bisfenol A estão presentes em altas concentrações em adolescentes e mulheres adultas com SOP, em comparação com mulheres saudáveis. Também foi descoberta uma incidência maior de hiperandrogenemia, o que demonstra claramente a relação dos efeitos no sistema endócrino pela substância.

Assim, os cientistas concluem que a exposição constante a desreguladores endócrinos, como o bisfenol, altera permanentemente a regulação neuroendócrina, reprodutiva e metabólica, favorecendo o desenvolvimento de SOP em mulheres com predisposição genética ou que pode acelerar e agravar os sintomas naqueles Eles já sofrem.

O bisfenol A é hoje um dos maiores responsáveis pelos problemas endócrinos devido à sua presença em plástico e ao uso constante de nós com esse material. Uma das maiores preocupações é que estudos mais recentes em animais mostram que a função reprodutiva pode ser drasticamente alterada pela exposição no período perinatal.

Se a síndrome do ovário policístico é devida a um distúrbio nos hormônios envolvidos na reprodução e os desreguladores endócrinos afetam precisamente o centro hormonal do nosso corpo, não surpreende que 30% das pessoas clinicamente obesas e 10% delas Pacientes com diabetes têm o distúrbio em algum momento de sua vida.

Aqui refletimos mais uma vez a importância de reduzir o contato com o plástico no nosso dia a dia. É uma medida que já mencionamos em outros capítulos, no entanto, dadas as conseqüências derivadas do bisfenol e de outros disruptores, é mais do que conveniente lembrá-lo.

Capítulo 30. Insuficiência ovariana precoce

A insuficiência ovariana precoce, também conhecida como insuficiência ovariana prematura (FOP), é uma perda da função ovariana normal antes dos 40 anos de idade. É caracterizada pela deficiência na produção de estrogênio, amenorréia e infertilidade feminina.

A insuficiência ovariana precoce não é a mesma que a menopausa prematura, embora muitas vezes sejam confusas, nas primeiras mulheres há períodos menstruais irregulares ou ocasionais por anos e existe a possibilidade de gravidez se o tratamento adequado for realizado, a menopausa precoce leva no final da atividade reprodutiva e, portanto, desaparecimento total da menstruação.

Estatisticamente, uma em cada 100 mulheres com menos de 40 anos sofrerá uma falha ovariana prematura e apenas uma em cada dez mil mulheres na faixa dos vinte anos. Geralmente, ajudar o paciente a recuperar os níveis de estrogênio evita complicações como a osteoporose, que ocorre quando o corpo mantém baixos níveis de estrogênio.

O que causa esse distúrbio?

A causa da insuficiência ovariana precoce é desconhecida em 90% dos casos diagnosticados. Os avanços médicos estabelecem que a FOP se desenvolve quando dois tipos de problemas aparecem nos folículos ovarianos, que é o local onde os óvulos se desenvolvem.

Pode acontecer que os folículos parem de funcionar mais cedo que o normal ou não funcionem bem e impeçam o desenvolvimento do óvulo. Certas doenças genéticas, alguns distúrbios metabólicos e tratamentos como quimioterapia podem ser responsáveis por essas duas condições no ovário.

Nos últimos anos, o efeito de algumas substâncias tóxicas, como fumaça de cigarro e pesticidas, foi avaliado, pois parece haver uma relação entre seu efeito na saúde e o aparecimento da FOP.

Como os desreguladores endócrinos influenciam?

Certos metais, como cádmio e níquel, solventes e pesticidas, podem afetar a função ovariana ao desencadear um distúrbio hormonal ou autoimune, ou induzir a proliferação celular e apoptose acelerada.

Os cientistas acreditam que o efeito dos disruptores ocorre através de receptores de estrogênio e receptores de hidrocarbonetos aromáticos, dando origem a três mecanismos diferentes de ação.

Em primeiro lugar, a atresia folicular (diminuição) pode ser gerada durante o crescimento do óvulo, graças ao aumento do estresse oxidativo e da apoptose. Eles também podem alterar as vias de sinalização que influenciam a foliculogênese e, finalmente, há a possibilidade de modificações no DNA que alteram a função ovariana.

A foliculogênese começa no desenvolvimento fetal e acredita-se que a exposição ambiental e o estilo de vida dos pais possam desencadear esses tipos de problemas e alguns similares; no entanto, ainda são buscadas evidências para confirmar a herança transgeracional da FOP quando se trata de contaminação ambiental.

Como evitar metais pesados?

Metais como níquel e cádmio podem ser encontrados nos alimentos, mas também nos utensílios que usamos. Por exemplo, panelas de aço inoxidável liberam pequenas partículas da substância à medida que é usada e exposta ao calor. Nossa medida de prevenção deve girar em torno da limitação de seu uso e da obtenção de outras alternativas para preparar alimentos.

Evitar cigarros e fumar passivamente, é outra maneira eficaz de evitar nos expor ao cádmio e ao níquel, pois as plantas de tabaco absorvem a substância da terra, passam para o cigarro e são liberadas na atmosfera no processo de combustão.

Reduzir e eliminar completamente o contato com metais pesados durante a gravidez pode prevenir doenças graves no bebê; portanto, devemos prestar atenção às frutas, vegetais e peixes, que são as fontes mais comuns de metais na dieta.

Capítulo 31. Câncer de ovário

O câncer de ovário ou ovário é um tipo de câncer que se origina nos ovários. O sistema reprodutivo de uma mulher tem dois ovários, um de cada lado das trompas de falópio e é responsável pela produção de óvulos e hormônios como estrogênio e progesterona.

Quando as células nesta região do corpo começam a ficar descontroladas, a doença se origina, o que não é muito fácil de detectar em um estágio inicial; de fato, apenas em 20% dos casos é feita uma detecção nos estágios iniciais e os pacientes mais freqüentes são mulheres idosas, ou seja, mulheres com mais de sessenta anos.

Esta doença é a segunda mais comum em ginecologia e até 2019 a American Cancer Society estima que nos Estados Unidos haverá cerca de 22.530 novos diagnósticos e aproximadamente 13.980 mortes.

O risco de qualquer mulher que sofra da doença é de 78%, isso significa que a cada 78 mulheres uma será afetada e a probabilidade de morrer é de uma em cento e oito, independentemente dos tumores ovarianos benignos que não representam um risco.

Graças aos avanços médicos e científicos, as chances de sobreviver ao câncer de ovário são de 44% ao longo de um período de cinco anos, independentemente da idade, estágio ou tipo histológico. A sobrevida é muito maior em tumores e carcinomas de células germinativas, é próxima de 90% e tem mais diagnóstico em adolescentes e jovens.

Quais disruptores são responsáveis?

Muitos desreguladores endócrinos da lista são considerados potencialmente perigosos porque são promotores de tumores ou causam alterações no comportamento celular, mas algumas partes do corpo parecem mais vulneráveis do que outras à exposição à substância.

Pesticidas, por exemplo, como plastificantes como bisfenol A, ftalatos, dioxinas, bifenilos policlorados e hidrocarbonetos aromáticos policíclicos estão associados ao câncer de ovário porque podem alterar a síntese e o metabolismo dos hormônios sexuais esteróides ovarianos e isso gera desequilíbrios importantes.

Qual é o seu mecanismo de ação?

Os desreguladores endócrinos agem como estrogênicos ou androgênicos, mas, independentemente de seu comportamento, ambos podem causar alterações endócrinas nos ovários, ligando-se aos receptores de estrogênio (ER) ou androgênio (AR) e interferindo na ação dos hormônios esteróides endógenos.

Um disruptor não age de uma maneira única; na verdade, possui várias alternativas, por exemplo, alterando a expressão ou atividade enzimática necessária para a síntese ou degradação de esteróides sexuais ou modificando a expressão de receptores hormonais e sua capacidade de se ligar aos seus ligantes

Em um estudo "in vitro" com células de câncer de ovário, descobriu-se que o xenoestrogênio 1 bisfenol A, que possui uma estrutura química semelhante ao 17β-estradiol (E2) e está naturalmente presente no corpo feminino, tem um efeito

91

estrogênico no A indução de apoptose, ciclo celular e genes de câncer também demonstrou que uma alta expressão de receptores ER-α em comparação com o tecido normal aumenta as chances de doença.

A saúde feminina, devido à sua capacidade criativa para a vida e sua dependência endócrina, parece ser mais vulnerável ao efeito dos desreguladores endócrinos, uma vez que já vimos quatro patologias diferentes específicas para esse gênero e ainda há mais algumas. Esta é uma das principais razões que nos levaram a escrever este livro: a urgência de tomar medidas para a saúde e o bem-estar.

Capítulo 32. Infertilidade Feminina

Infertilidade ou infertilidade feminina é a dificuldade em conseguir ou manter uma gravidez. É uma condição que sofreu um aumento nos últimos anos e pode ser devido a vários fatores.

Distúrbios menstruais como anovulação, endometriose, anormalidades das trompas de falópio ou do útero, problemas no muco cervical, doenças graves, idade, peso e estresse são as principais causas dessa condição na mulher, mas também existem pacientes que apresentam infertilidade inexplicável e outros cujo problema é causado pela exposição a desreguladores endócrinos.

Em termos médicos, um casal é considerado estéril quando tenta engravidar sem sucesso por um período de um ano ou mais. Em todo o mundo, estima-se que entre 10% e 18% dos casais tenham algum tipo de problema para alcançar um parto bem-sucedido, mas isso nem sempre é devido a problemas femininos.

Cerca de um terço do tempo a infertilidade em um casal é devido a aspectos femininos, um terço a fatores masculinos e outro terço a uma combinação de fatores comuns entre as causas ou causas indeterminadas; portanto, nos últimos anos, os tratamentos de reprodução assistida têm aumentado

Somente na Espanha, existem aproximadamente 50.000 tratamentos de fertilização in vitro e quase 30.000 inseminações artificiais por ano. É uma forte evidência de que algo está afetando a saúde reprodutiva de nossa sociedade, bem como o fato de que 3% dos bebês espanhóis nascem por técnicas de reprodução assistida, de acordo com o diretor médico do grupo IVI, Antonio Requena.

Distúrbios endócrinos e infertilidade feminina

O efeito de um disruptor na fertilidade feminina é muito variado, porque nem todas as substâncias agem da mesma maneira e não são a causa direta, mas a infertilidade é uma consequência de sua ação no sistema reprodutivo e no sistema endócrino, como Mostramos nos parágrafos seguintes.

Bisfenol A: Presente em latas, plásticos e garrafas, esse disruptor diminui a qualidade da reserva ovariana, influencia negativamente durante o implante embrionário e o desenvolvimento do feto.

Triclosan: Este produto anti-séptico diminui significativamente a qualidade do oócito, que é a forma imatura de um óvulo e, com isso, diminui a possibilidade de concepção.

PFC ou perfluorados: geralmente são usados como impermeáveis e antiaderentes e reduzem significativamente a taxa de gravidez e aumentam o risco de aborto.

Pesticidas: Os pesticidas aumentam o número de abortos e gravidezes ectópicas, nas quais o implante de embriões ocorre fora do útero e, portanto, não é viável.

Bifenilos policlorados: Esta substância usada anteriormente em máquinas e em alguns componentes eletrônicos gera endometriose e uma diminuição nos níveis de hormônio antimulleriano (HAM), que determina a quantidade e a qualidade dos folículos ovarianos em uma mulher.

Os metais pesados também influenciam a fertilidade feminina, aumentando o risco de aborto, ou seja, impedem a conclusão bem-sucedida de uma gravidez. Assim, o comportamento dos disruptores em nosso corpo é imprevisível, pois pode causar uma patologia ou limitar nossa capacidade reprodutiva, mas não apenas isso, a saúde do bebê também está em risco.

Lembre-se de que muitos desses disruptores são responsáveis por mutações genéticas e alguns distúrbios que discutiremos mais adiante neste livro.

Capítulo 33. Endometriose

A endometriose é uma condição na qual o tecido endometrial cresce fora do útero imprevisivelmente, podendo alojar-se no peritônio, ovários, intestinos, trompas de falópio, bexiga, pele ou pulmões, mas esses dois últimos locais são menos frequentes.

Embora o tecido endometrial esteja alojado em um local diferente do útero, ele reage junto com os hormônios do ciclo menstrual e sangra, mas o fluxo em outras partes do corpo não tem uma rota de fuga e gera inflamação, dor e cicatrizes internas no paciente afetado.

Quando o tecido endometrial cresce nos ovários, o sangue pode se incorporar e formar cistos fibrosos e, quando localizado entre órgãos, pode causar adesão e, portanto, dor.

As causas exatas que causam endometriose são desconhecidas, mas uma das possíveis razões é que, quando uma mulher está menstruada, um fluxo retrógrado se desenvolve, pelo qual as células viajam através das trompas de falópio e retornam às pelve Alguns especialistas dizem que a doença se desenvolve como resultado de uma falha no sistema imunológico; para outros, é genética e acredita-se que possa ser transmitida de uma geração para outra.

Se revisarmos as estatísticas mundiais, perceberemos que a patologia é um fator que influencia a fertilidade, porque entre 24% e 50% das mulheres com endometriose têm dificuldade em conceber um filho e que é uma doença recorrente nos Estados Unidos. , onde se estima que mais de 5 milhões de mulheres sejam afetadas.

Por que a endometriose é gerada?

Quando a endometriose aparece, ocorre uma falha nos hormônios esteróides femininos, ou seja, estrogênio e progesterona, responsáveis pela regulação do crescimento endometrial por estimulação ou proliferação celular.

Para desempenhar sua função, o estrogênio deve estar ligado a um dos receptores de estrogênio (ER), que pode ser ER-α ou ER-β. Estudos científicos nos quais o tecido endometrial ectópico (fora do útero) foram estudados demonstraram a expressão de receptores de estrogênio, principalmente ER-α, portanto, pressupõe-se que ele esteja fortemente relacionado. A presença de aromatase, uma enzima responsável pela produção de estrogênio, também foi encontrada no tecido endometrial.

Qual é o papel dos disruptores?

O papel dos desreguladores endócrinos no desenvolvimento da endometriose é inconclusivo, mas há evidências de seu efeito. Em muitos estudos, os compostos foram estudados individualmente, mas nenhum efeito foi encontrado; no entanto, suspeitava-se de um efeito sinérgico, ou seja, pela soma de outros fatores, que foram demonstrados posteriormente.

Um estudo médico mediu o nível de substâncias consideradas disruptores em 84 mulheres submetidas à laparoscopia para endometriose e foram encontrados níveis 3,77 vezes mais altos em comparação com mulheres sem a patologia. Simplificando, as mulheres com um alto nível de substâncias no corpo eram mais propensas a desenvolver a doença.

Os desreguladores endócrinos considerados potencialmente responsáveis pelo desenvolvimento da endometriose já foram mencionados nesta seção do livro e explicamos como evitá-los, como PCBs, compostos perfluorados, pesticidas, alquilfenóis, parabenos, bisfenol A e ftalatos.

Segundo estudos, nenhum parece ser diretamente responsável, mas todos estão no momento em alta proporção dentro do corpo, o que é um pouco mais perigoso se você considerar o quão difícil é controlar algumas substâncias mencionadas.

Capítulo 34. Miomas uterinos

Miomas uterinos, também conhecidos como miomas ou leiomiomas, são tumores benignos no útero que aparecem durante a idade fértil das mulheres. Apenas 0,5% dos miomas se tornam tumores ou sarcomas malignos, que é o câncer que se origina nos tecidos musculares, gordura e ossos.

Um fibróide varia muito em tamanho, pode ser muito pequeno e quase imperceptível à vista, ser muito volumoso e distorcer e ampliar o útero. Da mesma forma, apenas um ou vários podem aparecer, crescer ao longo do tempo ou diminuir de tamanho. A formação de um fibróide uterino não segue um padrão, pode merecer anos ou se desenvolver rapidamente em pouco tempo.

Os miomas não são muito perigosos para a saúde feminina, mas geram dor, infertilidade e sangramento intenso que podem ser controlados com tratamento adequado. Na Europa, a quantidade anual de dinheiro investida no tratamento dessa condição é alarmante.

Estima-se que em 2016 o continente europeu gastou 1,4 bilhão de euros em tratamento médico e perda de fertilidade causada por endometriose e miomas uterinos, e de acordo com a Faculdade de Medicina da Universidade de Nova York as duas doenças foram causadas por desreguladores endócrinos .

O que acontece no resto do mundo?

A Europa tem aproximadamente 24 milhões de pessoas afetadas e muitas delas não consultam um médico até cinco anos depois, de acordo com a ginecologista e pesquisadora do Instituto Karolinska, Helena Kopp. Mas essa alta taxa não é exclusiva da região, em todo o mundo 40% das mulheres entre 35 e 55 anos têm miomas uterinos.

Isso significa que, aos 45 anos, cerca de 70% das mulheres desenvolveram pelo menos um mioma, mas o ignoram, porque em 30% dos casos as mulheres não apresentam sintomas imediatamente, portanto, desde então O aparecimento do mioma até a consulta com um médico não se trata de descuido por parte do paciente.

O que causa miomas?

A causa exata do aparecimento de miomas não é conhecida, mas suspeita-se que níveis elevados de estrogênio e possivelmente progesterona estimulem seu crescimento.

Durante a gravidez, quando os níveis de estrogênio e progesterona aumentam, os miomas aumentam de tamanho, mas tendem a se tornar pequenos após a menopausa, quando seus níveis diminuem devido às alterações desse período, no entanto, quando o final da Idade reprodutiva As mulheres correm maior risco de desenvolver um fibróide devido aos picos de produção que os hormônios experimentam.

Mulheres obesas e descendentes de afro-americanos têm maior probabilidade de sofrer de miomas uterinos, mas no nível médico o motivo não foi descoberto.

Por que os miomas são atribuídos aos disruptores?

É muito provável que a aparência e o crescimento de miomas sejam controlados por hormônios (estrogênio e progesterona) e é sabido que os desreguladores endócrinos têm o poder de prevenir e modificar a ação natural dos hormônios e que seu mecanismo de ação Uma vez que eles entram no corpo, é imprevisível.

Considera-se que os disruptores responsáveis poderiam ser ftalatos, metais pesados, compostos perfluorados e PCBs, mas isso é atribuído principalmente aos primeiros.

Em um estudo europeu em que a urina de 145.000 mulheres européias diagnosticadas com endometriose e miomas uterinos foi analisada, um alto nível de ftalatos foi encontrado em suas amostras, o que leva médicos e cientistas a chegar a essa conclusão. há evidências de que as outras substâncias mencionadas têm uma influência importante.

Capítulo 35. Abortos recurrentes

O aborto recorrente é uma perda de gravidez consecutiva e não planejada ou induzida. Considera-se que um casal sofre de abortos recorrentes quando experimenta três ou mais abortos sucessivos antes de atingir vinte semanas de gestação.

O aborto recorrente é um problema reprodutivo multifatorial e é difícil de determinar porque afeta uma população muito heterogênea, ou seja, muito variada.

Estatisticamente, cerca de 1 e 3% dos casais em idade reprodutiva perdem uma gravidez inesperada, 15% das gestações clinicamente reconhecidas terminam em abortos e 25% das mulheres em geral experimentam um aborto pelo menos uma vez sua vida.

A influência dos desreguladores endócrinos nos abortos recorrentes é bastante ampla e complexa, porque nenhuma causa isolada pode ser atribuída, mas a muitos fatores que podem afetar os pais e o embrião.

Abortos causados por desreguladores endócrinos

Nos capítulos anteriores, explicamos algumas patologias que se desenvolvem no sistema reprodutor feminino, graças à presença de um agente químico disruptivo, essas doenças podem se tornar responsáveis por abortos recorrentes em uma mulher, vamos ver abaixo o porquê:

Miomas uterinos: acredita-se que esses tumores benignos sejam causados pela falta de controle dos níveis de estrogênio e progesterona. Aqui encontramos duas possibilidades para a perda de uma gravidez.

O equilíbrio hormonal é essencial para que uma gravidez ocorra dentro do corpo, se uma concepção for alcançada, mas as condições não forem adequadas, o embrião não terá um local seguro para ficar ou proteção e, eventualmente, a gravidez será perdida. Por outro lado, os grandes miomas podem distorcer o útero e tornar o espaço para o embrião muito pequeno.

Endometrite crônica: a endometriose também tem causas hormonais, mas, em vez de tumores benignos, geralmente causa lesões intra-uterinas e outras partes da pelve, que se apresentam com sangramento e inflamação. A endometriose está associada à etiologia do aborto recorrente entre 5 e 27%.

Envolvimento espermático: Em alguns casos, o motivo de abortos recorrentes pode não estar na mãe, mas nos pais. A qualidade do esperma que fertiliza o óvulo é essencial para manter uma gravidez bem-sucedida.

O estudo do componente masculino em casos de perdas recorrentes mostrou que nesses homens o dano no DNA era 16% maior em comparação aos homens férteis cujo parceiro não teve problemas para concluir uma gravidez.

A fragmentação do DNA presente nos espermatozóides está associada a inúmeros indicadores de saúde reprodutiva, como qualidade embrionária, implantação, aborto espontâneo e malformações congênitas.

Obesidade, resistência à insulina e ovário policístico: vários autores afirmam que essas patologias estão relacionadas a um risco aumentado de aborto espontâneo devido ao desequilíbrio e modificações sofridas pelo organismo, por exemplo, mulheres com diabetes dependente de insulina, cujo controle da doença É deficiente ter uma taxa de aborto 2 a 3 vezes maior do que as mulheres não diabéticas.

Assim, o aborto recorrente é mais complexo do que se poderia pensar. Infelizmente, as doenças causadas por desreguladores endócrinos estão relacionadas, de uma maneira ou de outra, à saúde reprodutiva dos pais ou ao desenvolvimento normal de um embrião.

Com taxas tão altas de ovário policístico, obesidade e diabetes, é imperativo verificar nossa saúde antes de planejar uma família, porque agora sabemos que essas condições médicas dificultam a tarefa de levar um bebê ao mundo.

Capítulo 36. Retardo de crescimento intra-uterino

O crescimento fetal atrasado ou o crescimento intra-uterino restrito é uma condição que faz com que o bebê em formação seja menor do que o esperado para a idade gestacional. Quando ocorre, o feto não cresce dentro do útero no ritmo que deveria e geralmente tem um peso menor ao nascer.

No nível de obstetrícia e pediatria, esses pacientes pesam menos do que o percentil 10, ou seja, o bebê pesa menos de 9 em cada 10 bebês da mesma idade e isso é motivo de preocupação tanto para os pais quanto para os profissionais de saúde. Saúde levar a gravidez.

A restrição do crescimento fetal pode afetar o tamanho geral do bebê, mas também o crescimento de órgãos, tecidos e células e isso pode causar problemas antes e após o nascimento.

10% dos casos de retardo de crescimento intra-uterino estão relacionados a anormalidades genéticas específicas e erros de metabolismo congênito que causam o término da gravidez, por exemplo, trissomia 15. Algumas síndromes como Turner, Edwards e Beckwith-Wiedman também são responsáveis de crescimento fetal lento.

Que complicações o crescimento retardado traz?

Um bebê com crescimento intra-uterino restrito pode ter dificuldades respiratórias e infecções.Você também pode precisar nascer mais cedo e permanecer no hospital enquanto seu corpo atinge alguma estabilidade e maturidade.

Algumas mulheres grávidas nessa condição morrem antes ou após o nascimento e uma boa porcentagem é exposta a problemas cardíacos e nos vasos sanguíneos.

Para muitos especialistas em saúde, a causa mais comum de problemas de crescimento fetal é o mau funcionamento da placenta, mas também pode ser devido à exposição a raios-X, infecções como rubéola, pressão alta durante a gravidez e tabagismo. . Este último coincide com desreguladores endócrinos.

Desreguladores endócrinos e crescimento embrionário

O cádmio, um dos metais pesados que atua como disruptores do sistema endócrino, é incorporado na biomassa de plantas como cacau e tabaco e atinge o corpo de uma pessoa quando fuma.

Lembre-se de que quando o fumo é gerado, o óxido de cádmio é absorvido rapidamente pelo organismo e estima-se que 50% de todo o metal que é inalado dessa maneira entra na corrente sanguínea, mas pode ser evitado simplesmente ao deixar de fumar e traria grandes Benefícios para o feto

As mulheres grávidas expostas ao cádmio têm maior probabilidade de sofrer abortos espontâneos e fetos contaminados com o peso ao nascer, porque o metal diminui a síntese de leptina, um hormônio que regula a organogênese e o desenvolvimento fetal.

Por outro lado, parece que a combinação de múltiplos disruptores no organismo da mãe aumenta drasticamente a probabilidade de atraso no crescimento fetal, como demonstrado por um estudo realizado pelo Instituto de Saúde Global de Barcelona.

Os resultados da pesquisa mostram que mulheres com empregos classificados como expostos a um ou mais grupos de desreguladores endócrinos tinham um risco 25% maior de ter um bebê com baixo peso e que o risco é proporcional ao número de substâncias expostas, ou seja, , multiplica.

É surpreendente descobrir que as várias formas nas substâncias que vimos neste livro podem afetar nossa vida, mesmo antes do momento do nascimento, quando nosso corpo ainda está em formação e não temos consciência do que está acontecendo.

Capítulo 37. Parto prematuro

O parto prematuro ou prematuro ocorre três semanas antes da data clinicamente programada. Considera-se que uma mulher tem um nascimento e um bebê prematuro quando o nascimento ocorre antes da 37ª semana de gestação.

A gravidez humana dura 40 semanas desde o primeiro dia da última menstruação, o que equivale a 9 meses e é tempo suficiente para que todos os órgãos, sistemas e dispositivos do bebê completem seu treinamento e atinjam a maturidade necessária para se tornarem independentes do cordão umbilical , mas quando o parto ocorre mais cedo, o bebê apresenta problemas de saúde.

Segundo estatísticas da Organização Mundial da Saúde (OMS), 15 milhões de crianças prematuras nascem a cada ano em todo o mundo e, infelizmente, um milhão delas não sobrevive porque suas condições corporais não o permitem.

O nascimento prematuro é uma das principais causas de doenças (morbidade) e mortalidade perinatal, por exemplo, os Estados Unidos têm uma incidência de nascimentos prematuros de 12%, mas se excluirmos malformações congênitas 75% das mortes perinatais e 50% Problemas neurológicos são devido à prematuridade do bebê.

O bebê prematuro pode ter um tamanho pequeno, com uma cabeça desproporcionalmente grande, poucas reservas de gordura e, portanto, ser mais magro, problemas respiratórios e poucos reflexos de sucção, também pode nascer coberto com lanugo ou cabelos finos.

O que causa o parto prematuro?

O nascimento precoce de um bebê pode ser devido a uma infecção da mãe, doença renal, obesidade, problemas cardíacos ou tireoidianos, diabetes ou anemia grave, entre muitas outras doenças e distúrbios.

Outras condições, como ter menos de 17 anos ou mais de 35 anos, ter sofrido um parto prematuro, atividade física excessiva, útero com formato anormal, estresse e depressão, também são responsáveis por partos precoces, mas é claro que os desreguladores endócrinos Um papel importante.

Ftalatos, bisfenol, bifenilos e partos prematuros

Graças a vários estudos, os cientistas acreditam que a exposição a ftalatos, bisfenol, bifenilos, pesticidas organoclorados e compostos perfluorados aumenta o risco de parto prematuro, mas sua ação como um todo é considerada mais perigosa do que a de cada substância separadamente.

Em um estudo da Universidade de Michigan, a urina de quase 500 mulheres grávidas com partos prematuros foi analisada em busca de traços de ftalatos e os resultados da análise laboratorial foram comparados com a urina de mulheres cuja gravidez culminou no tempo esperado. quantidade da substância foi maior no primeiro grupo.

Outra pesquisa realizada na Universidade da Califórnia, publicada na revista Environmental Health Perspectives, analisou um total de 268 mulheres participantes de uma pesquisa nacional de saúde e até 163 produtos químicos diferentes foram detectados em 99% dos participantes.

Algumas das substâncias encontradas pelos cientistas foram bisfenol-A, bifenilos policlorados, pesticidas organoclorados, compostos perfluorados, fenóis, ftalatos e hidrocarbonetos aromáticos policíclicos, mas foi dada mais atenção ao bisfenol A.

A conclusão do estudo foi que nem todas as substâncias encontradas nas mães são apresentadas em quantidades perigosas o suficiente para afetar a gravidez, mas algumas delas em quantidades elevadas afetam significativamente a gravidez.

Além disso, especialistas apontam que a exposição a várias substâncias pode ser mais prejudicial à saúde do que o impacto que um único produto químico pode causar no organismo.

Essas substâncias estão ligadas a alimentos e plásticos e, nos capítulos anteriores, mencionamos as medidas necessárias para evitá-las. Com a evidência de que até a data de uma entrega pode ser afetada por desreguladores endócrinos, é um fato importante fazer previsões antes de planejar uma família.

Capítulo 38. Baixo peso ao nascer

"Baixo peso ao nascer" é a frase usada no nível médico quando um bebê nasce com peso inferior a 5 libras e 8 onças. A Organização Mundial da Saúde (OMS) define que um baixo peso ao nascer é inferior a 2.500 g.

O nascimento prematuro e o crescimento fetal restrito, duas condições que vimos anteriormente, são os principais responsáveis por um nascimento abaixo do peso normal. Alguns bebês são saudáveis, apesar de magros e não apresentam problemas durante o desenvolvimento, no entanto, outros apresentam sérios problemas de saúde.

Um bebê recém-nascido com baixo peso corporal pode ter problemas com a alimentação, ganho de peso normal que você deve experimentar mês a mês e pode ter dificuldade em combater infecções.

Se revisarmos as estatísticas mundiais, observamos que entre 15% e 20% dos bebês estão abaixo do peso normal, o que equivale a 20 milhões de bebês por ano. Nos Estados Unidos, cerca de 8% dos nascimentos estão abaixo do peso.

A OMS pretende reduzir o número de crianças com esse problema em 30% até 2025. Para conseguir isso, a taxa deve ser reduzida anualmente em 3% entre 2012 e 2025, para que o número de recém-nascidos afetados passe de 20 milhões para 14 milhões

Por que uma criança nasce abaixo do peso?

Certas infecções e especialmente problemas genéticos afetam o organismo do bebê em desenvolvimento, de modo que seu corpo não se desenvolve como deveria e pode torná-lo menor e mais fino do que deveria no momento do nascimento. Também afeta a gravidez, é mais provável que um feto com problemas congênitos nasça antes de um feto que não os tem.

Os hábitos da mãe também influenciam o peso que um bebê pode ganhar durante a gravidez. Fumar, beber álcool e usar drogas ilegais são práticas que afetam o desenvolvimento fetal e retardam seu crescimento, aumentando as chances de nascimento prematuro e, portanto, um baixo peso ao nascer.

É claro que existem fatores ambientais associados à baixa quantidade de bebês, especialmente a exposição a disruptores presentes em retardadores de chama, produtos químicos perfluoroalquilados e chumbo, que estão envolvidos no desenvolvimento fetal a um ponto que limita seriamente o seu crescimento.

Chumbo e baixo peso ao nascer

Altos níveis de chumbo em uma mulher grávida podem causar abortos e nascimentos sem vida, mas em outros casos, pode levar a parto prematuro e baixo peso ao nascer. Outros efeitos que podem ser encontrados em uma criança nascida sob essas condições são problemas de aprendizado e comportamento.

Lembre-se de que o chumbo está associado a problemas cognitivos em crianças pequenas, intoxicação devido à dificuldade de seu corpo suportar doses inofensivas para adultos e malformações, portanto, quando se trata de bebês e crianças pequenas, medidas de proteção extra devem ser tomadas contra isso. substância

O que fazer para evitar a exposição ao chumbo?

Uma mãe que suspeita que a exposição ao chumbo pode afetar sua gravidez pode tomar as seguintes medidas ao planejar criar sua família:

- Faça um exame de sangue para detectar os níveis de metal no sangue e verifique se é adequado ou não para uma gravidez saudável.

- Evite pintar o quarto do bebê com tintas à base de chumbo e, antes, durante e após a gravidez, não se exponha a este produto.

- Solicite aos distribuidores de água potável informações sobre o tratamento da água que chega à sua casa.

- Faça várias refeições por dia. O chumbo do meio ambiente é mais facilmente absorvido pela corrente sanguínea e permanece mais no corpo quando o estômago está vazio.

- Faça uma dieta pobre em cálcio, ferro, zinco, vitamina C, vitamina D e vitamina E, associada ao crescimento da quantidade de chumbo absorvida no fluxo sanguíneo.

Capítulo 39. Tear precoce

O desenvolvimento do tecido mamário em uma menina com idade inferior a 8 anos é chamado de telarquia precoce ou tear precoce. A aparência do botão da mama geralmente é o primeiro sinal visível da puberdade nas meninas e ocorre devido ao aumento do estrogênio, mas em condições normais, deve ocorrer entre 11 e 16 anos.

O tear inicial não é sinônimo de puberdade precoce, embora em meninas saudáveis o tear seja o começo da puberdade. Há meninas cujo botão no seio aparece vários anos antes da menarca ou da primeira menstruação e pubarca, que é a aparência dos pelos pubianos.

A incidência anual desse distúrbio em meninas é de 1 em 5.000, ou seja, a cada ano, uma em cada 5.000 meninas é diagnosticada com tear precoce, mas em 60% dos casos a paciente tem menos de 2 anos e, principalmente, condição ocorre a partir do momento do nascimento.

Em 85% das meninas que têm telarquia precoce, é um distúrbio benigno e autolimitado chamado "telarquia benigna isolada" e não será um problema sério para a pequena, pois pode levar ao desenvolvimento normal da idade dela e não terá uma puberdade precoce. , mas deve permanecer sob a supervisão de um pediatra.

Apenas 15% das meninas têm puberdade precoce e outros caracteres sexuais aparecem prematuramente, como pêlos axilares e pubianos ou sangramento vaginal.

Substâncias químicas associadas ao tear inicial

Existem três substâncias com um efeito desregulador endócrino que estão associadas ao aparecimento precoce do botão da mama em meninas, são elas: ftalatos, fitoestrógenos e lavanda. Os ftalatos, que têm efeito antiandrogênico, são encontrados em brinquedos de plástico, produtos de higiene infantil, cosméticos e em pacientes com tear precoce, uma maior concentração de metabólitos dessa substância foi observada em comparação às meninas sem nenhum distúrbio.

Da mesma forma, produtos como pesticidas, herbicidas e derivados da indústria química também induzem o desenvolvimento precoce das mamas por meio de uma atividade direta em direção ao receptor de estrogênio ou por um aumento na atividade da enzima aromatase, que gera um aumento no volume glandular.

Sabemos perfeitamente como evitar os ftalatos e essas medidas são aplicáveis às crianças, porém as outras duas substâncias não foram mencionadas no livro. Os fitoestrogênios estão presentes na soja e todos os produtos obtidos a partir dela e a lavanda são plantas comuns que afetam o sistema endócrino.

Fitoestrogênios são compostos de atividade estrogênica que são encontrados naturalmente em plantas e alimentos, principalmente na soja. Uma menina cuja dieta rica neste tipo de alimento é exposta ao sofrimento do tear inicial devido aos efeitos da substância em seu corpo.

A lavanda, por sua vez, é integrada a vários produtos cosméticos, como cremes para o corpo e xampus, mas essa substância tem propriedades estrogênicas e atividades antiandrogênicas, o que significa que compete ou dificulta os hormônios que controlam as características masculinas, o que poderia afetar a puberdade. e crescimento

115

Como evitar o tear inicial?

O tear precoce pode ser evitado restringindo a exposição de uma garota a ftalatos, fitoestrogênios e lavanda. Você pode substituir a maioria dos seus brinquedos de plástico por outros feitos de um material diferente, como madeira, desde que resinas ou plastificantes não sejam usados para protegê-los.

O material com o qual sua mamadeira, copo e talheres são feitos também é importante, existem várias empresas dedicadas à fabricação de produtos para bebês livres de produtos químicos nocivos.

O consumo de soja e seus produtos deve ser regulado por um pediatra e nutricionista para que, se a família consumir os alimentos regularmente, a criança não seja afetada.

Finalmente, há lavanda, uma substância que pode ser facilmente evitada se você comprar produtos sem ela. Essas medidas são fáceis de executar, mas muito eficazes para cuidar da saúde e do desenvolvimento adequado de uma garota.

Capítulo 40. Puberdade feminina precoce

No nível clínico, considera-se que uma menina passa por uma puberdade precoce quando as primeiras mudanças físicas na idade adulta aparecem antes da idade antes dos 8 anos, incluindo aspectos relacionados ao desenvolvimento sexual.

Nas meninas, o primeiro padrão puberal é o desenvolvimento das mamas, ocorre o aparecimento de pelos pubianos e axilares e, finalmente, chega a primeira menstruação, que ocorre entre dois e quatro anos após o tear e geralmente ocorre entre 12 e 16 anos.

A puberdade precoce parece ter uma incidência diferente de acordo com os genes da menina afetada; por exemplo, em descendentes de africanos aparece em 20 a 30%, enquanto em meninas com genes caucasianos ocorre em 8 a 10% da população.

Existem dois tipos de puberdade precoce, um dependente do hormônio liberador de gonadotrofinas e outro independente, conhecidos como puberdade precoce central e periférica, respectivamente.

A puberdade precoce dependente de gonadotrofina (GnRH) ocorre em ambos os sexos e é 5 a 10 vezes mais frequente em meninas. Nesse distúrbio, ativa o eixo hipotálamo-hipófise que determina o aumento no tamanho e maturação das gônadas, desenvolvimento de características sexuais secundárias e oogênese ou espermatogênese.

Na puberdade precoce independente da GnRH, características sexuais secundárias aparecem devido às altas concentrações circulantes de estrógenos ou andrógenos, mas não há ativação

117

do eixo hipotálamo-hipófise e, portanto, não há maturação das gônadas.

O que induz a puberdade precoce em meninas?

Existem muitos fatores que podem induzir a puberdade precoce em meninas, por exemplo, obesidade e exposição a desreguladores endócrinos.

Um estudo recente examinou mais de 1.100 meninas aos 9 anos e depois aos 26 anos e constatou que cada aumento no desvio padrão do Índice de Massa Corporal (IMC) aos 9 anos estava correlacionado com o dobro das possibilidades de ter menarca antes dos 12. Isso se deve principalmente a um hormônio chamado leptina, produzido pelo tecido adiposo, que inibe o apetite e promove a liberação da kisspeptina, outro hormônio cuja função é estimular os neurônios responsáveis pela ativação do hormônio liberador. de gonadotrofinas.

Portanto, quanto mais tecido adiposo uma garota tiver, maior será o nível de leptina e kisspeptina e terá seu corpo e, portanto, um início precoce da puberdade.

O efeito dos desreguladores endócrinos agora é muito específico, graças aos esforços do Instituto Nacional de Ciências da Saúde Ambiental e da Agência de Proteção Ambiental dos EUA. UU, com evidências claras de quais produtos e produtos químicos comumente usados induzem a puberdade precoce.

Os cientistas mostraram que os géis antibacterianos, produtos de higiene pessoal e substâncias de limpeza contêm triclosan, ftalatos, parabenos e fenóis, quatro substâncias que causam o aparecimento precoce de mamas, pelos pubianos e outras características do desenvolvimento sexual.

Seu estudo consistiu em avaliar 179 meninas e 159 meninos. Durante o experimento, eles mediram as concentrações das quatro substâncias na urina coletadas das mães durante a gravidez e, posteriormente, das crianças quando atingiram os 9 anos de idade. O tempo de puberdade foi avaliado a cada 9 meses entre as idades de 9 e 13 anos.

Ao analisar os resultados, os cientistas encarregados da investigação descobriram que:

- O alto nível de triclosan na urina materna durante a gravidez pode ter uma influência maior no início precoce dos períodos menstruais.

- O alto nível de ftalatos na urina da mãe durante a gravidez pode acelerar o desenvolvimento dos pelos pubianos.

- Meninas com altos níveis de metilparabeno ou propilparabeno na urina tiveram um início precoce da menstruação, botão da mama e pelos pubianos em comparação com as outras meninas da idade.

- Meninas com altos níveis de 2,5-diclorofenol na urina tiveram um atraso no desenvolvimento dos pelos pubianos.

Foi demonstrado que as meninas que experimentam puberdade precoce apresentam maior risco de câncer de mama e ovário, além de seu comportamento e auto-estima serem mais afetados do que os de seus pares.
Esses problemas podem ser evitados com medidas simples, como evitar a exposição ao plástico na mãe e na criança e

reduzir produtos cosméticos e de limpeza ao essencial, sempre preferindo opções livres de produtos químicos perigosos.

Capítulo 41. Pênis pequeno

Microfalosomia, doença de Shadi ou micropene, é um pênis com um comprimento muito curto comparado a um membro masculino médio. Um pênis pequeno em estado flácido tem dois centímetros e o ereto não atinge mais de sete. Existem alguns casos em que o genital masculino é quase invisível, lembrando mais o clitóris feminino.

Para idéias socialmente impostas, muitos homens consideram que têm um pênis pequeno, mas para determinar um pênis pequeno no nível médico, a base também é considerada, não apenas a parte livre.

Em outras palavras, um pênis pequeno com ereção máxima não excede oito centímetros do osso púbico até a ponta da glande, com o prepúcio retraído. Dessa forma, apenas uma pequena porcentagem da população masculina do mundo é afetada por essa condição, 1 em cada 10.000 homens.

Por que uma criança nasce com microfalosomia?

Um pênis pequeno é o resultado da estimulação androgênica insuficiente, o que leva ao atraso no crescimento da genitália externa nos homens. Essa condição pode ser causada por hipogonadismo primário ou disfunção hipotalâmica ou hipofisária.

O hipogonadismo é um distúrbio no qual as características sexuais do homem não são bem desenvolvidas pela maturação biológica tardia, como retardo constitucional do crescimento, ou por uma lesão testicular que afeta a produção de testosterona e esperma, nesse caso seria tratada de hipogonadismo hipergonadotrópico.

121

A microfalosomia também pode ser causada por alterações na meiose, que é o processo de reprodução celular. Nesse caso, existe uma diferenciação inadequada das células de Leydig, que são as produtoras de testosterona, o hormônio sexual mais importante no homem e localizadas nos testículos.

A deficiência de testosterona durante a gravidez é um dos fatores que também são responsáveis pelo tamanho pequeno do pênis e por outras anormalidades genitais. Quando o feto masculino não produz testosterona suficiente ou a mãe não produz hormônio gonadotrofina coriônica humana suficiente, os genitais masculinos têm dificuldade em se desenvolver.

Os disruptores podem causar um pênis pequeno?

Até recentemente, não havia evidências claras de que os desreguladores endócrinos tivessem influência sobre o desenvolvimento da microfalosomia. De fato, essa condição era atribuída a doenças congênitas e, embora exista uma certa relação, esse não é o único fator de influência.

Um estudo publicado na revista PLOS Computational Biology reuniu e analisou milhares de registros médicos dos Estados Unidos em busca de uma resposta para a alta taxa de autismo e deficiências mentais que foram apresentadas em alguns municípios do país.

Os pesquisadores descobriram que ambas as patologias coincidem geograficamente com as áreas em que as crianças têm uma alta incidência de malformações genitais. Mais especificamente, meninos com distúrbios do espectro do autismo tiveram 5,53 vezes mais chances de ter malformações genitais.

De acordo com os especialistas que realizaram o estudo, há uma maior incidência de crianças com malformações genitais quando os pais são expostos a pesticidas e substâncias poluentes como chumbo, hormônios, plastificantes e drogas e essas substâncias também estão associadas ao desenvolvimento de autismo e deficiências intelectuais. .

Andrey Rzhetsky, um dos pesquisadores responsáveis e membro do Centro Médico da Universidade de Chicago, explica que o autismo parece estar fortemente associado à taxa de malformações genitais masculinas nos Estados Unidos, indicando que o problema decorre da carga ambiental Em outras palavras, eles têm certeza de que as substâncias químicas mencionadas afetam o desenvolvimento da microfalosomia.

Capítulo 42. Criptorquidismo

A criptorquidia é um problema genital que afeta exclusivamente o sexo masculino e é caracterizada pela descida incompleta de um ou de ambos os testículos no escroto. Geralmente, o bebê que o apresenta também sofre de hérnia inguinal.

O diagnóstico de criptorquidia é feito por um exame físico de um pediatra e, algumas vezes, é necessária uma intervenção cirúrgica para remover o testículo que não desceu.

Desenvolvimento normal dos testículos nas fases iniciais

O desenvolvimento testicular normal em qualquer bebê do sexo masculino começa a partir do momento da concepção e ocorre na cavidade retroperitoneal do feto e depois vai para a bolsa escrotal. A descida deve ocorrer entre 28 e 40 semanas de gestação e está associada a processos hormonais e mecânicos.

Segundo as estatísticas, a criptorquidia afeta cerca de 3% dos recém-nascidos a termo e até 30% dos recém-nascidos antes do tempo. Dois terços dos testículos não descidos antes do nascimento atingem as bolsas escrotais espontaneamente durante os primeiros 4 meses de vida. Portanto, 0,8% dos bebês precisam de tratamento adicional.

80% dos casos de criptorquidia são diagnosticados clinicamente logo após o nascimento, o restante é feito durante a infância ou início da adolescência. O testículo não descido permanece no canal inguinal, ao longo do caminho de descida, na cavidade abdominal ou retroperitoneal perto dos rins, mas isso ocorre com menos frequência.

A criptorquidia pode ser unilateral quando um único testículo não desce ou bilateral se ambos não atingirem as bolsas escrotais. Normalmente, apenas um dos testículos é afetado, mas aproximadamente 10% dos casos afetam ambos.

Por que ocorre criptorquidia?

A descida testicular é condicionada por fatores hormonais, por exemplo, por andrógenos ou fator de inibição Mülleriano; físicos como regressão gubernular e pressão intra-abdominal; e para a exposição materna a substâncias estrogênicas ou antiandrogênicas.

Algumas condições como parto prematuro, crescimento intra-uterino restrito, gestações gemelares e baixo peso ao nascer podem causar criptorquidia no bebê, bem como diabetes gestacional, algumas alterações cromossômicas e a idade avançada da mãe.

Desreguladores endócrinos e criptorquidia

Até o momento, os desreguladores endócrinos que estão mais associados a problemas no sistema reprodutivo masculino do feto estão presentes em pesticidas e, para provar isso, um grupo de pesquisadores dos anos 90 conduziu uma investigação.

Os cientistas partiram da hipótese de que a substância com atividade hormonal presente nos pesticidas aumenta o risco de criptorquidia, por isso foram responsáveis por 270 casos de orquidopexia em crianças de 1 a 16 anos.

A orquidopexia é a intervenção cirúrgica que requer criptorquidia e o estudo foi realizado no Hospital Clínico de

Granada. Para tornar o estudo mais específico, os pesquisadores utilizaram a residência e o centro de saúde como unidades geográficas de referência para a análise. Com esses dados, foi feita uma comparação.

Em cada região, a taxa de orquidopexia foi estimada e comparada com o uso de pesticidas, determinando que a frequência de criptorquidia aumentava paralelamente ao uso de pesticidas nas diferentes regiões, com exceção da capital de Granada.

Naquela época, os pesquisadores não puderam confirmar uma relação direta entre pesticidas e o risco de criptorquidia, mas mostraram uma maior frequência de orquidopexia em crianças de municípios próximos à costa do Mediterrâneo, que é uma área dedicada à agricultura intensiva.

Com o tratamento precoce em crianças, você pode experimentar um crescimento normal de seus órgãos genitais, ser fértil quando atingir a idade reprodutiva e reduzir o risco de contrair câncer de testículo.

Capítulo 43. Hipospádia

A hipospádia é uma anomalia presente apenas nos homens, quando o pênis se manifesta e não se desenvolve da maneira usual, mas o meato urinário, que é o orifício através do qual a urina flui, está localizado na parte inferior da glande, no tronco ou na junção do escroto e pênis e não na ponta como deveria.

Essa condição é anatomicamente devida ao fechamento incompleto das estruturas penianas durante a embriogênese, de modo que a abertura uretral se move ao longo do lado ventral do membro e não está localizada em direção à ponta; portanto, a criança pode ter dificuldade em urinar.

A formação anormal da uretra ocorre entre a 8ª e a 14ª semana de gravidez e, dependendo de sua localização, a gravidade das hipospádias varia, por exemplo, 70% dos casos em que a uretra está localizada abaixo da glande ou distalmente no pênis, estes são considerado leve, enquanto apenas 30% dos casos apresentam alta gravidade.

Quão comum é hipospádia?

Na Europa, aproximadamente 18,6 nascimentos a cada 10.000 têm essa anomalia, enquanto na América do Norte a prevalência é mais alta e pode ser observada em 34,2 nascimentos a cada 10.0000. A Ásia é o continente com a menor prevalência, uma vez que mal atinge 0,69 de nascimentos pela figura mencionada.

A hipospádia é considerada uma anomalia principalmente genética, pois em 7% dos casos há pelo menos um membro da família com o mesmo problema, de primeira, segunda ou terceira ordem, e vinculado à mãe ou ao pai. A probabilidade de o irmão mais novo de uma criança com hipospádia também ser afetada é de 17%.

Que complicações pode ter?

Quando a uretra está próxima à glande, é um caso leve, mas à medida que se aproxima do escroto, torna-se mais grave e podem ocorrer problemas estéticos e funcionais. Quando ocorre hipospádia com outras malformações, como criptorquidismo, a fertilidade do indivíduo pode ser comprometida.

Nos casos mais graves, pode ser gerada uma torção do tronco do pênis, o que leva a cabeça a uma rotação e a se aproximar da base, isso gera que ele é disfuncional tanto para a relação sexual quanto para a micção.

Em outros pacientes, o prepúcio não se desenvolve completamente e forma um capuz por cima da glande, que é plano e inclinado devido ao tecido estreito que o cerca. O resultado é uma curvatura completa do membro masculino.

Pode ser gerado por disruptores?

Em vários estudos, os animais foram utilizados e o efeito da exposição materna a estrogênios sintéticos foi avaliado para determinar se era um fator importante no aparecimento de hipospádias na prole, na maioria desses estudos foi obtido um resultado positivo, porém , graças à diferença entre essas espécies e nós, seu efeito sobre os seres humanos ainda está em discussão.

Outra hipótese importante explica que alguns distúrbios reprodutivos masculinos, como criptorquidia, infertilidade e câncer de testículo, estão inter-relacionados entre si em um distúrbio chamado síndrome da disgenesia e também se origina na exposição da mãe ao estrogênio durante a gravidez.

Por enquanto, são necessárias mais evidências para determinar quais produtos químicos podem causar essa condição no feto e estabelecer diretrizes preventivas. Dada a relação que existe entre outras doenças do sistema reprodutor masculino infantil, é importante continuar com as mesmas formas de proteção contra a substância.

Capítulo 44. Ginecomastia puberal

Ginecomastia puberal, em termos simples, é o crescimento das glândulas mamárias nos homens durante a puberdade. É uma situação transitória e benigna que não afeta a saúde do jovem em desenvolvimento, apenas sua aparência. Em pouquíssimos casos, representa um sério problema endócrino.

A ginecomastia pode ser unilateral, quando uma única mama cresce ou bilateral, caso ocorra o desenvolvimento de tecido mamário nos dois e basicamente o que o adolescente experimenta é o aumento do volume de tecido ao redor do mamilo, pode causar desconforto ao toque mas não exceda 4 cm.

Alguns homens e meninos que sofrem de obesidade têm gordura na região do peito devido ao excesso de peso, não é um desenvolvimento mamário porque tem uma consistência mais suave e um formato irregular.

Após três anos, o corpo do jovem retornará ao normal. Geralmente, nenhum medicamento ou cirurgia é prescrito, mas deve-se prestar atenção à sua saúde endócrina.

Por que isso acontece?

Tantos homens como mulheres têm tecido mamário na região do peito, mas apenas nas mulheres se desenvolve permanentemente durante a puberdade e desempenha um papel na reprodução.

No tecido mamário masculino, existem receptores de estrogênio e andrógeno e o desequilíbrio entre esses hormônios é o que gera ginecomastia. A estimulação estrogênica e a inibição de andrógenos induzem o crescimento da mama. Acredita-se que o hormônio leptina, presente no tecido adiposo, esteja envolvido no desenvolvimento das mamas nos homens, pois aumenta a atividade da aromatase, uma enzima responsável por uma etapa fundamental na biossíntese do estrogênio.

Alguns homens não obesos têm altos níveis de leptina, o que reforça essa teoria. Aproximadamente 50-60% das crianças desenvolvem ginecomastia transitória em algum estágio do desenvolvimento puberal, mas isso geralmente ocorre entre as idades de 13 e 14 anos. Em 90% dos casos, os níveis de andrógenos atingem os níveis adultos e o tecido mamário sofre uma involução, podendo ser de um a três anos.

Como os desreguladores afetam a aparência dos seios nos jovens?

Um estudo do Instituto Nacional de Ciências da Saúde Ambiental da Carolina do Norte, Estados Unidos, afirma que o óleo de lavanda e chá de árvores contém agentes químicos que atuam como desreguladores endócrinos e que são os principais responsáveis pelo crescimento do tecido mamário. adolescentes

Essas duas substâncias estão presentes em sabonetes para banho, loções para o corpo, perfumes e detergentes para a roupa e são normalmente usadas em óleos para aplicar diretamente na pele, porque sua influência no sistema endócrino é pouco conhecida.

O efeito que o chá de lavanda e de árvore tem no corpo é antiandrogênico, o que significa que inibe os hormônios masculinos, permitindo a atividade dos hormônios femininos, como o estrogênio, por esse motivo um homem pode desenvolver seios, o que é um característica física feminina.

Até o momento, não há evidências de que outros produtos químicos sejam responsáveis pela ginecomastia e seja uma condição temporária nos homens, caso outras anormalidades ocorram no seu desenvolvimento se torne uma preocupação real para o risco de sua saude.

Capítulo 45. Infertilidade masculina

Um homem é diagnosticado como infértil quando tem dificuldade em engravidar uma mulher depois de tentar várias vezes ao longo de um ano.

Essa condição pode girar em torno da baixa produção de espermatozóides, funcionamento anormal ou ductos de transporte de espermatozóides bloqueados de alguma maneira. Certas lesões, doenças e fatores do estilo de vida podem diminuir a fertilidade masculina.

A maioria dos homens não percebe outro sintoma que não seja a dificuldade de conceber um filho, mas pode ter dificuldade para ejacular, desejo sexual reduzido e disfunção erétil.

As estatísticas indicam que em 40% dos casos o problema de infertilidade vem dos testículos e estima-se que 1 em cada 20 homens tenha um número baixo de espermatozóides no ejaculado e que 1 em cada 100 não expele o esperma na ejaculação. Em 60% dos pacientes, não há causa para sua condição.

Fertilidade masculina

A fertilidade do homem e, portanto, sua capacidade de engravidar uma mulher são baseadas na quantidade e qualidade de seu esperma. Se um homem aspira a alcançar uma concepção, deve:

- **Tenha espermatozóides saudáveis:** pelo menos um de seus testículos deve funcionar corretamente e seu corpo deve produzir níveis adequados de testosterona.

- **Dutos seminais saudáveis:** o esperma é transportado no sêmen e essa mistura é conduzida para fora do pênis na ejaculação. Não deve haver obstruções de qualquer tipo nesses dutos.
- **O espermatozóide deve ser funcional:** um espermatozóide deve se mover (motilidade) rapidamente, se não atingir o óvulo ou tiver a capacidade de penetrá-lo.
- **A quantidade de espermatozóides deve ser adequada:** se a contagem de espermatozóides for baixa, as chances de concepção são reduzidas. Deve estar acima de 39 milhões por ejaculação.

Infertilidade masculina e desreguladores endócrinos

Várias substâncias estão associadas à infertilidade masculina, por exemplo, bifenilos policlorados, pesticidas, metais pesados e ftalatos, que afetam principalmente os andrógenos. Os andrógenos são responsáveis pela espermatogênese e pelo desenvolvimento das características físicas masculinas.

Nas áreas rurais, menos qualidade do esperma é observada em comparação às áreas urbanas e muitos autores acreditam que isso se deve à presença de desreguladores endócrinos nos pesticidas usados na região. Outros estudos relacionam baixos níveis de testosterona a compostos perfluorados.

Por outro lado, os PCBs podem reduzir a qualidade do sêmen em até 50% e afetar a mobilidade e a viabilidade dos espermatozóides. O efeito dessa substância é um dos mais preocupantes, tanto que, se 50 anos não fossem proibidos, os homens poderiam perder a capacidade de se reproduzir sozinhos.

Finalmente, existem metais pesados. Em um estudo realizado em casais estéreis que realizaram sua primeira fertilização in vitro, o esperma foi analisado para encontrar biomarcadores que pudessem prever o resultado deste procedimento médico, mas não estavam associados à concentração, viabilidade e mobilidade dos espermatozóides.

Os pesquisadores descobriram que mais de 40% dos homens não foram expostos ao chumbo por motivos de trabalho ou fumaram, no entanto, a concentração desse metal no plasma seminal e sanguíneo excedeu o limite superior permitido e correlacionou-se inversamente com a fertilização dos óvulos. .

Em outras palavras, quando mais chumbo estava no sangue dos homens no experimento mais baixo, era a taxa de ovulação, que provocava a infertilidade.

Em nossa sociedade, a taxa de infertilidade masculina é alarmante. Para muitos especialistas e institutos de saúde, o fato de a maternidade assistida ser cada vez mais necessária é motivo de preocupação, é uma indicação de que algo está nos afetando profundamente e que é hora de fazer algo a respeito.

Capítulo 46. Câncer testicular

O câncer testicular é um tipo de crescimento celular anormal que pode se desenvolver em um ou nos dois testículos. É uma patologia que afeta principalmente homens jovens, entre 20 e 39 anos de idade.

O câncer testicular é comum em homens que tiveram desenvolvimento anormal durante a puberdade, sofreram criptorquidismo ou têm um membro da família que desenvolveu câncer. Também é comum em adultos, apenas 6% dos casos ocorrem em crianças e adolescentes e 8% em adultos mais velhos.

As estatísticas mundiais indicam que, em comparação com outras doenças do câncer, o câncer de testículo é raro; na verdade, apenas 1 em cada 250 homens será afetado em algum momento de sua vida.

Para este ano de 2019, a American Cancer Society estima que cerca de 9.560 novos casos serão diagnosticados e que aproximadamente 410 homens morrerão da doença.

Nos homens americanos, o câncer de testículo pode aparecer a partir dos 15 anos de idade e mais pacientes são relatados abaixo dos 35 anos. Em todo o mundo, a idade média do diagnóstico é de aproximadamente 33 anos.

Na maioria das vezes a doença é tratada com sucesso, então o risco de um homem morrer por esse câncer é de 1 em 5.000, no entanto, a doença dobrou sua incidência nas últimas décadas.

O que causa câncer de testículo?

Como em outras patologias semelhantes, as causas exatas do câncer de testículo são desconhecidas, mas os cientistas dizem que está intimamente relacionado a outras condições, como criptorquidia e que genes também estão envolvidos.

A maioria das células cancerígenas testiculares observadas possui cópias adicionais de uma porção do cromossomo 12; em outros casos, um número anormalmente alto de material genético é observado e outros tecidos mostram modificações nos cromossomos diferentes de 12.

Com essas informações, os cientistas não podem dar conclusões definitivas, mas eles têm um ponto em comum para começar.

Desreguladores endócrinos envolvidos na doença

Também não há evidências claras de que um grupo específico de desreguladores endócrinos promova o desenvolvimento de câncer nos testículos, mas devido ao aumento de pacientes nos últimos anos, os cientistas têm poucas dúvidas de que esses são fatores ambientais.

Na Universidade de Edimburgo, na Escócia, um grupo de cientistas desenvolveu um modelo que visa demonstrar que a exposição embrionária aos ftalatos aumenta exponencialmente o risco de desenvolver câncer de testículo entre 20 e 40 anos.

A equipe de pesquisadores realizou um enxerto de tecido de fetos humanos abortados sob a pele de camundongos e, neste modelo, as células germinativas nos testículos também estão em um estado crítico para saber se há alguma falha no desenvolvimento que possa torná-los pré-testados. - carcinogênicos.

O ftalato e outros produtos químicos presentes ao nosso redor considerados inofensivos serão usados e serão observados se você predispõe os animais a desenvolver câncer. Para os cientistas, este modelo tem duas limitações.

Em primeiro lugar, é uma questão de saber se o efeito do ftalato nos ratos pode ser traduzido em seres humanos e, em segundo lugar, o tempo de vida e desenvolvimento desses animais é muito menor que o nosso, portanto a dinâmica pode ser diferente.

Este estudo promissor tem como objetivo chegar a uma conclusão que forneça mais conhecimento sobre a doença e possíveis formas de evitá-la.

Capítulo 47. Câncer de Próstata

O câncer de próstata é um tipo de câncer que se desenvolve na próstata. Essa glândula faz parte do sistema reprodutor masculino, sua forma é semelhante à de uma noz e é responsável pela produção do fluido seminal que nutre e transporta espermatozóides.

A próstata está logo abaixo da bexiga, em frente ao reto e nas costas coincide com as vesículas seminais, outras glândulas que produzem mais sêmen. O tamanho dessa glândula muda com o tempo, portanto, nos jovens, a próstata é menor do que nos homens adultos e essa modificação não se deve a nenhum tipo de patologia.

A evolução do paciente diagnosticado com câncer de próstata não segue um padrão específico. Geralmente cresce lentamente e é limitado à próstata, onde não causa muitos danos, mas em outros pacientes o crescimento é acelerado e pode se espalhar rapidamente. A detecção precoce tem maior probabilidade de ser um tratamento bem-sucedido.

Quão comum é isso?

O câncer de próstata é um dos mais frequentes entre os homens, assim como o câncer de pele. Para este ano, estima-se que o número de diagnósticos seja de 174.650 homens nos Estados Unidos, que 60% dos pacientes sejam adultos acima de 65 anos e que haverá 31.620 óbitos por essa doença.

Globalmente, a idade média do diagnóstico é de 66 anos e a doença raramente ocorre antes dos 40 anos. Em 90% dos casos, o câncer é detectado quando limitado à próstata e órgãos adjacentes, clinicamente isso é chamado Estádio local ou regional e é mais fácil de lidar.

O que causa câncer de próstata?

As causas desse tipo de câncer não são claras, mas as informações científicas disponíveis até o momento relacionam-se aos níveis de genética, ancestralidade, obesidade e colesterol no sangue.

Por razões ainda não determinadas, os homens de ascendência afro-americana têm maior risco de sofrer da doença. Da mesma forma, se houver uma sobrevivente de câncer de mama na família da paciente, as chances aumentam.

Os homens obesos em geral correm maior risco de câncer de próstata devido aos altos níveis de colesterol no sangue, uma vez que esta substância tem um papel importante na síntese de andrógenos, estrógenos e outras substâncias ativas na doença.

O colesterol é o principal elemento no metabolismo dos lipídios, na resposta inflamatória e em outros elementos relacionados à formação e progressão do câncer, portanto, quando o colesterol é elevado, o risco aumenta.

Desreguladores endócrinos e câncer de próstata

A ação dos desreguladores endócrinos não está totalmente definida, apesar de vários estudos terem sido realizados. Acredita-se que a exposição fetal a pesticidas organoclorados, como clorpirifós e metais pesados, como o arsênico, desempenha um papel importante no desenvolvimento da doença na idade adulta.

Esses dois produtos químicos simulam as funções estrogênicas do bebê em formação e podem alterá-lo profundamente, tornando-o mais sensível e propenso a patologias algumas décadas depois.

Atualmente, o clorpirifós e o arsênico não são proibidos e são supostamente usados abaixo dos limites legais e seguros, mas é uma afirmação questionável, dado o aumento da prevalência da doença nos últimos anos.

Capítulo 48. Autismo

"Autismo" é o termo geralmente usado para se referir a distúrbios do espectro do autismo. Uma pessoa com autismo é caracterizada por problemas de comunicação e interação social, apresentando interesses fixos, dificuldade de compartilhar e comportamentos repetitivos.

Os distúrbios do espectro do autismo se manifestam na primeira infância e persistem ao longo da vida, geralmente o diagnóstico ocorre antes dos primeiros cinco anos, porque a criança também pode sofrer de hiperatividade, déficit de atenção, epilepsia, ansiedade e depressão.

O nível intelectual varia muito entre os afetados; portanto, uma pessoa com autismo pode ter altas habilidades cognitivas e outras em vez de péssimas, mas geralmente estabelece pouco contato visual, geralmente não faz sorrisos sociais e rejeita qualquer tipo de contato físico.

Crianças e adultos com distúrbios do espectro do autismo têm hipersensibilidade tátil, olfativa, gustativa e auditiva, o que ajuda a manter um comportamento irritável. Eles também têm pouca sensibilidade à dor.

As estatísticas mundiais indicam que 1 em cada 160 crianças tem um distúrbio do espectro do autismo e, somente na Espanha, estima-se que haja 450.000 pessoas diagnosticadas. A prevalência de autismo é maior no sexo masculino do que no feminino.

Efeito indireto de desreguladores endócrinos

A exposição direta a um produto químico não causa transtorno do espectro do autismo na pessoa, pois é uma condição de nascimento. O problema realmente se origina durante a gravidez e está intimamente relacionado aos níveis de hormônio tireoidiano da mãe.

Barbara Demeneix, autora do livro "Cocktail tóxico: como a poluição química envenena nossos cérebros" e diretora de um importante estudo que envolveu mais de sete universidades em todo o mundo, explica que a exposição a vários desreguladores endócrinos durante a gravidez aumenta o risco de quocientes intelectuais distúrbios baixos e do desenvolvimento neurológico, como o autismo.

Os pesquisadores que acompanharam Demeneix compartilharam com ela a suspeita de que a mistura de várias substâncias na gravidez tivesse mais peso do que cada uma separadamente, então usaram um banco de dados epidemiológico composto por mais de 2.300 mulheres grávidas e criaram misturas de produtos químicos semelhantes aos que foram expostos, para testá-los em animais de laboratório.

Suas descobertas foram reveladoras, porque conseguiram atingir concentrações semelhantes à vida real, interferindo nas redes neurais e na expressão de genes relacionados ao espectro autista. Eles também descobriram que a mistura de produtos químicos atua na tireóide e nos genes que regulam a expressão da tireóide, e isso é essencial para o desenvolvimento dos fetos.

Nos estágios embrionários iniciais, a glândula tireóide ainda não se desenvolveu completamente; portanto, o feto depende da contribuição do hormônio tireoidiano de sua mãe. Se ela tem um nível baixo, não há como compensar a falta e, portanto, o bebê corre o risco de autismo e problemas cognitivos após o nascimento.

Essa grande contribuição deixa uma pista de como os disruptores prejudiciais podem ser quando agem juntos e quão profundo é o impacto deles em nossas vidas. O autismo é uma condição mantida desde a infância até a juventude e geralmente é acompanhada por outras condições que tornam a vida da pessoa mais complexa.

Não há cura para os distúrbios do espectro do autismo, mas o conhecimento de que os hormônios da mãe influenciam o desenvolvimento do distúrbio nos fornece um caminho claro para evitá-lo.

Parte IV Conclusões

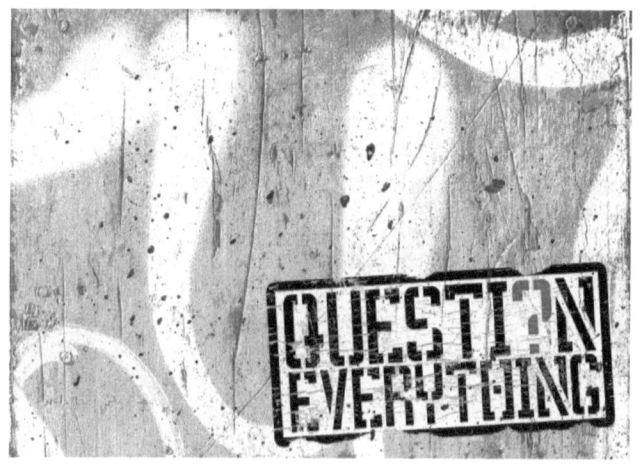

Capítulo 49. Minhas recomendações preventivas para minimizar a poluição

Como especialista em Endocrinologia e Medicina de Família, minhas recomendações preventivas para minimizar a contaminação com desreguladores endócrinos são:

- Evite equipamentos elétricos antigos, lembre-se de que, há quarenta anos, PCBs eram usados em sua fabricação.

- Prefira alimentos orgânicos livres de pesticidas.

- Compre utensílios de limpeza ecológica ou empresas que garantam a segurança do usuário.

- Evite poeira, especialmente em crianças com menos de três anos de idade.

- Lave as roupas novas antes de usá-las para remover resíduos químicos.

- Evite lavagens secas e plastificadas.

- Use tintas à base de minerais ou vegetais e sempre verifique se estão livres de chumbo.

- Use termômetros digitais em vez de termômetros de mercúrio.

- Cuide do consumo de peixe e marisco, verifique sempre sua origem.
- Reduza o consumo de alimentos enlatados, plásticos e quentes em plástico.

- Use vidro de micro-ondas, não plástico.

- Não exponha garrafas de plástico ao sol.

- Evite sol durante horas perigosas para não usar protetor solar.

- Use luvas e detergentes sem fenilfenol.

- Substitua periodicamente as escovas de dente, pelo menos 3 vezes por ano.

Epílogo

"SOS toxinas hormonais" é uma compilação de tópicos que abordam vários aspectos da poluição química do meio ambiente e como esses compostos têm um impacto no estado de saúde das pessoas. O autor, Dr. Mario Vega Carbó, endocrinologista clínico com mais de 20 anos de experiência, organizado em quatro seções e mais de quarenta capítulos, os principais tópicos relacionados às toxinas químicas ambientais que afetam a saúde, denominados desreguladores endócrinos.

A primeira parte do livro apresentou em um capítulo os conceitos básicos e generalidades sobre desreguladores endócrinos. São substâncias químicas, em geral, produtos fabricados pelo homem e que se destacam por apresentarem entre seus efeitos adversos alterações diretas na saúde dos seres vivos, afetando principalmente a função e a regulação do sistema endócrino, assim como podem causar defeitos de desenvolvimento embrionário, doenças genéticas e até neoplasias.

A segunda parte do livro dedicou cada um de seus capítulos à apresentação das principais substâncias tóxicas encontradas no meio ambiente, como é o processo de elaboração, como elas conseguem contato com as pessoas e quais são os possíveis efeitos na saúde. Nesta seção, foi possível reconhecer muitos compostos presentes em vários objetos que usamos todos os dias, por exemplo, produtos de limpeza, cosméticos e até substâncias derivadas de inseticidas e pesticidas para o tratamento de culturas que chegam à nossa mesa em vegetais e frutas que consumimos

148

Na terceira seção, ele tratou de cada uma das doenças e condições clínicas relacionadas ou influenciadas em sua aparência, curso e evolução por essas toxinas. Os resultados de vários estudos e investigações que demonstram os efeitos dos desreguladores endócrinos em diferentes órgãos e sistemas do corpo foram discutidos brevemente, levando ao desenvolvimento de condições patológicas.

A seção final, como conclusão, apresentou uma série de recomendações e diretrizes destinadas a oferecer recursos ao leitor para prevenir tais doenças e cuidar de sua saúde.

Esperamos que o conteúdo do texto tenha servido para sua instrução; O objetivo é sempre educar o indivíduo para que todos possam melhorar sua saúde.

Obrigado por adquirir e ler *SOS Hormonal Toxics!*

Referências bibliográficas

Bursian S., Newsted J., Zwiernik M. (2012). Bifenilos policlorados, bifenilos polibromados, dibenzo-p-dioxinas policloradas e dibenzofuranos policlorados. In: Ramesh C. Gupta (editor). Toxicologia Veterinária Academic Press, Oxford, pp. 779-796.

Arlene Blum, Simona A. Balan, Martin Scheringer, Xenia Trier, Gretta Goldenman, Ian T. Cousins, Miriam Diamond, Tony Fletcher, Christopher Higgins, Avery E. Lindeman, Graham Peaslee, Pim de Voogt, Zhanyun Wang e Roland Weber (2015).) Declaração de Madri sobre Substâncias Poli e Perfluoroalquil. Perspectivas em Saúde Ambiental, vol. 123, n. 5

Ulla B. Mogensen, Philippe Grandjean, Flemming Nielsen, Pal Weihe e Esben Budtz-Jørgensen. "Amamentação como caminho de exposição para alquilados perfluorados" Ciência e Tecnologia Ambiental 20 de agosto de 2015 doi: 10.1021 / acs.est.5b02237

Ecodes (2011) Os compostos perfluorados (PFCs) estão na água da torneira e nos alimentos e afetam a saúde. ' Entrevista com Damià Barceló disponível em: https://ecodes.org/noticias/los-compuestos-perfluorados-pfcs-estan-en-el-agua-del-grifo-y-los-alimentos-y-afectan-la-salud # .Xa8DocfQjIU

Universidade das Palmas da Gran Canária (2014) Um especialista em toxicologia da ULPGC explica em El Mundo os efeitos dos ftalatos. Entrevista a Luis Domínguez disponível em: https://www.ulpgc.es/noticia/invesboada_20012014

AECOSAN (2013) Perguntas e respostas sobre o Bisfenol A. Documento original disponível em: http://www.aecosan.msssi.gob.es/AECOSAN/docs/documento s/ food_security / risk_management / Questions_responses_bisphenol_A.pdf

Revisão de ingredientes cosméticos (2017) Avaliação de segurança de parabenos usados em cosméticos. Disponível em: https://www.cir-safety.org/sites/default/files/paraben _web.pdf

Guodong Zhang (2018) Triclosan, um ingrediente antimicrobiano comum em creme dental, sabonetes, associado à inflamação colônica, Microbiota do intestino alterado. Disponível em: https://www.umass.edu/newsoffice/article/triclosan-common-antimicrobial-ingredient

Os resultados mostraram que a concentração de parabenos em tumores de mama em humanos foi significativamente menor do que em pacientes com câncer de mama humano. KOURNAL OF TOXICOLOGY APLICADO J. Appl. Toxicol 24, 5–13 (2004) Publicado online em Wiley InterScience (www.interscience.wiley.com). DOI: 10.1002 / jat.958

Murali K. Matta, PhD1; Robbert Zusterzeel, MD, PhD, MPH1; Nageswara R. Pilli, PhD (2019) Efeito da aplicação de filtro solar sob condições máximas de uso na concentração plasmática de ingredientes ativos de filtro solar JAMA. 2019; 321 (21): 2082-2091. doi: 10.1001 / jama. 2019.5586

Autor de e-mailEsti Kramarsky-WinterRoee SegalJohn FauthSean KnutsonOmri BronsteinFrederic R. CinerRina JegerYona LichtenfeldCheryl M. WoodleyPaul

PenningtonKelli Cadenas Contaminação no Havaí e nos EUA Ilhas Virgens Archives of Environmental Contamination and Toxicology Fevereiro de 2016, Volume 70, Edição 2, pp 265–288

Cocca, Claudia; Ventura Clara; Nunez, Mariel; Andrea Randi; Venturino, Andres (2015) Acta Toxicol. Argent. (2015) 23 (3): 142-152-142 -O organofosforado clorpirifós como disruptor estrogênico e fator de risco para câncer de mama. Lei do Toxicol. Argent. (2015) 23 (3): 142-152

De Waisbaum, R. G.; Rodriguez, Cristian RamonIcon; Sbarbati, Norma Ethel (2017) Determinação de TBT em amostras de água e sedimentos ao longo da costa atlântica argentina. Tecnologia ambiental 0959-3330

David Santillo, Iryna Labunska, Maureen Fairley e Paul Johnston. Greenpeace (2003) Consumindo química. Uma versão eletrônica deste relatório está disponível no site: www.greenpeace.org/espana_es/

Catherine E Rice, Kim Van Naarden Braun, Michael D Kogan, Camille Smith (2007) Triagem para atrasos no desenvolvimento de crianças pequenas --- Pesquisa Nacional de Saúde da Criança, Estados Unidos. Disponível em: https://www.researchgate.net/publication/265516534_Screeni ng_for_Developmental_Delays_Among_Young_Children_---_National_Survey_of_Children's_Health_United_States_2007

Soler-Blasco R, Murcia M, Lozano M, Aguinagalde X, Iriarte G, Lopez-Espinosa MJ, Vioque J, Iñiguez C, Ballester F, Llop S. Exposição a mercúrio em crianças espanholas de 9 anos: fatores associados e tendência ao longo da infância. Environ Int. 2019 Jun 18; 130: 104835. doi: 10.1016 /

j.envint.2019.05.029. [Epub antes da impressão]. PMID: 31226565

Associação Européia para o Estudo do Diabetes (2015) Associação Européia para o Estudo do Diabetes, comunicado à imprensa, setembro 15, 2015

Departamento de Química Analítica Estação Experimental Agrícola de Connecticut (2012) Remoção de resíduos de pesticidas vestigiais do produto. Disponível em: https://portal.ct.gov/CAES/Fact-Sheets/Analytical-Chemistry/Removal-of-Trace-Pesticide-Residues-from-Produce

Tianxi Yang, Orcid Jeffrey Doherty, Bin Zhao, Amanda J. Kinchla, John M. Clark, Lili He Eficácia de agentes de lavagem comerciais e caseiros na remoção de resíduos de pesticidas nas maçãs. J. Agric. Alimentos Químicos 201765449744-9752
Ángel Nadal (2012) Desreguladores endócrinos. Disponível em:
http://dspace.umh.es/bitstream/11000/4649/1/Ángel%20Nadal .pdf

Ángela L. Londoño, Beatriz Restrepo, Juan F. Sánchez, Alejandro García-Ríos, Adolfo Bayona e Patricia Landázuri Pesticidas e hipotireoidismo em agricultores em áreas de banana e café, em Quindío, Colômbia. Rev. Saúde Pública. 20 (2): 215-220, 2018

Rzhetsky A, Bagley SC, Wang K, Lyttle CS, Cook EH Jr, et al. (2014) Fatores reguladores ambientais e estaduais afetam a incidência de autismo e deficiência intelectual. PLoS Comput Biol 10 (3): e1003518. doi: 10.1371 / journal.pcbi.1003518

Barbara A Cohn, Piera M Cirillo, Mary Beth Terry (2019) DDT e câncer de mama: estudo prospectivo do tempo de indução e janelas de suscetibilidade. Jornal do Instituto Nacional do Câncer, Volume 111, Edição 8, agosto de 2019, Páginas 803–810, https://doi.org/10.1093/jnci/djy198

Leonardo Trasande (2016) A exposição química das mulheres pode custar à Europa mais de US $ 1 bilhão. Journal of Clinical Endocrinology and Metabolism, online em 22 de março de 2016.

Laura Birks, Maribel Casas, Ana M. Garcia, Jan Alexander, Henrique Barros, Anna Bergström, Jens Peter Bonde, Alex Burdorf, Nathalie Costet, Asta Danileviciute, Merete Eggesbø, Mariana F. Fernández, M. Carmen González-Galarzo, Regina Gražulevičienė A exposição ocupacional a produtos químicos desreguladores endócrinos e peso ao nascer e tempo de gestação: uma meta-análise européia. Perspectivas em Saúde Ambiental, vol. 124, No. 11

John Meeker (2018) Exposição ao ftalato ligada ao nascimento prematuro. Disponível em: https://news.umich.edu/phthalate-exposure-linked-to-preterm-birth/
Andrey Rzhetsky, Steven C. Bagley, Kanix Wang, Christopher S. Lyttle, Edwin H. Cook Jr., Russ B. Altman, Robert D. Gibbons (2014) Fatores reguladores ambientais e estaduais afetam a incidência de autismo e deficiência intelectual. Disponível em: https://journals.plos.org/ploscompbiol/article?id=10.1371/jour na l.pcbi.1003518

Mariana F. Fernández, Begoña Olmos, Nicolás Olea (2012) Exposição a desreguladores endócrinos e alterações do trato urogenital masculino (criptorquidia e hipospádia) Disponível em: https://www.scielosp.org/article/gs/2007.v21n6/500 -514 /

Ramsey J, Li Y, Arao Y, Naidu A, Coons LA, Diaz A, Korach KS (2019) Produtos de lavanda associados a Thelarche prematura e Ginecomastia pré-puberal: relatos de casos e atividades químicas que causam desregulação endócrina J Clin Endocrinol Metab. 2019 1 de novembro; 104 (11): 5393-5405.

Sociedade Europeia de Reprodução Humana e Embriologia (2010) Os cientistas desenvolvem o primeiro modelo para investigar as origens do câncer de testículo em humanos. Disponível em: https://www.sciencedaily.com/releases/2010/08/10080320044 3.htm
Jaime Mendiola, Jorge Ten, Fernando Araico, Carmen Martín Ondarza, Alberto M Torres-Cantero, José M Moreno-Grau, Stella Moreno-Grau, Rafael Bernabeu (2007) Rev Int Androl. 2007; 5: 173-80

Sobre o autor:

Dr. Mario Vega Carbó

• médico cubano formado em 1994.
• Especialista em Endocrinologia e Medicina de Família.
• Mestre em Longevidade e Ultrassonógrafo.
• Professor de fisiopatologia médica.
• Amante de fazer o bem, família e natureza.

Outros livros

1. Uma abordagem da Endocrinologia Natural
2. Alertas Endócrinos: Salvando Vidas
3. ABC do Endocrinologista, para os não especialistas
4. Receitas do seu endócrino
5. Onde rainha dos hormônios ... histórias curtas
6. Mitos alimentares, visão do endocrinologista
7. S.O.S Toxinas hormonais, verdades nuas
8. Vitamina D: um hormônio onipresente?
9. Hormônios, exercícios e corpo físico
10. Obesidade, diabetes, tireóide e S.O.P

Disponível em 10 idiomas!

Redes sociais

 drvegaendocrino.com

 Dr. Mario Vega - Tu Endocrino Online

 @drvegaendocrino

 @drmariovegaendocrinologo

Sinopse

Vivemos com eles diariamente, estão presentes no ar, no solo, na água, nos alimentos, nos produtos de limpeza e de higiene pessoal. Estamos falando de desreguladores endócrinos, substâncias químicas produzidas pelo homem, que alteram a função do sistema endócrino e, consequentemente, os processos do nosso corpo regulados por hormônios.

SOS Tóxicos hormonais, é outro trabalho do Dr. Mario Vega Carbó, especialista em endocrinologia, que traz a oportunidade de um texto orientado para educar sobre os riscos decorrentes da poluição química do meio ambiente, com uma linguagem simples e clara para todos os públicos .

O texto está dividido em quatro seções principais que explicam as generalidades e informações básicas dos desreguladores neuroendócrinos, sua classificação e composição, onde essas substâncias tóxicas são encontradas, como elas interagem com o meio ambiente e seu impacto na saúde das pessoas.

O livro detalha as principais doenças e condições patológicas relacionadas aos desreguladores endócrinos, apoiando essas informações nos resultados de estudos científicos realizados em universidades de prestígio.

Convidamos você a apreciar esta leitura e aprender mais sobre os produtos químicos ao nosso redor, sua toxicidade, conseqüências e prevenção.

Dedicação

Para a saúde de minha esposa Ethel Delfa Vado Osuna
Para a saúde de meus filhos, netos e seus descendentes:
Lucia, Liuba Vega Vado
Fidel Ernesto Vega Carbó
Mario Enrique Vega Carbó
Rocio Vega Suarez
Pela saúde atual e futura da raça humana

www.ingramcontent.com/pod-product-compliance
Lightning Source LLC
Chambersburg PA
CBHW030642220526
45463CB00004B/1610